"당신의 치아는 건강한가?"

당신의 입안은 건강합니까?

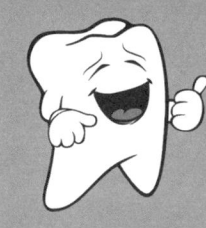

김상환 지음

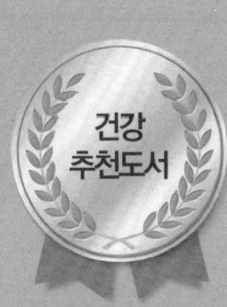
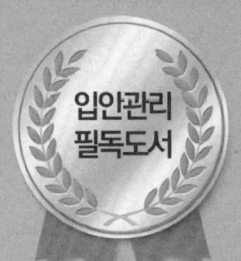
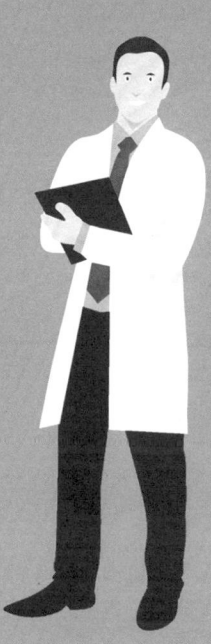

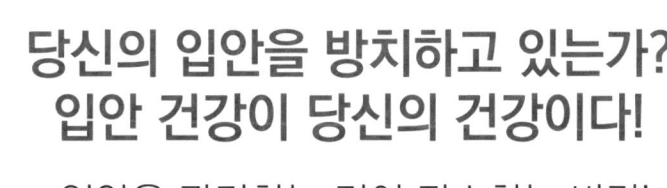

당신의 입안을 방치하고 있는가?
입안 건강이 당신의 건강이다!

입안을 관리하는 것이 장수하는 비결!
씹고 뜯고 맛보고 마음껏 즐겨라!

주한
미디어

차례

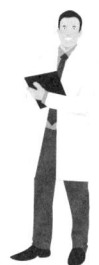

머리말 – 우리 가족 건강을 위한 지혜가 담긴 책 _ 7

01 숨길의사, 김상환의 입안건강 이야기

치과에서 바뀐 내 인생 _ 13
치과에서의 예방치료란? _ 15
치아는 생명이다 _ 19
숨길의사가 된 까닭 _ 23
치아에 하는 아말감치료 _ 27
숨 쉬는 돌, 살아있는 보석 = 치아 _ 31
당신의 아랫니가 솟아있다면? _ 35
"생진책사", 서울비앤비치과의 모토 _ 39
명의란 누구일까요? _ 43
호텍교세수운영정신은 무엇일까요? _ 47
뷰티앤밸런스란 무엇일까요? _ 51
당신의 턱관절은 건강하십니까? _ 55
양압기를 써본 적 있습니까? _ 59
우리 몸의 치유는 언제 일어나나요? _ 63

02 숨길의사, 김상환의 수면이야기

잠을 잘 잔다는 것은? _ 67
당신의 잠은 편안하십니까? _ 71
당신의 입안은 건강합니까? _ 75
코를 고는 사람들의 특징은? _ 79
코골이와 수면, 그 상관관계 _ 81
치아가 깨지거나 금간 치아가 많다면? _ 85
담석이 생겼더니 입안에 고름이 생겼어요 _ 89
안면비대칭 수면문제를 겪던 20대 치료후기 _ 93
당신을 위한 통합적 구강검사표 _ 97
수면교정이란? _ 101
수면치의학이란? _ 107
우리 몸이 존재하는 이유는? _ 111
전신통합치의학이란? _ 115
여성의 수면호흡문제 증상과 해결법 _ 119
푹 쉬는 수면의 5단계 _ 125
교합이란? _ 131
몸에 좋은 세균이란? _ 135
건강하고 싶은 당신을 위한 실천법 _ 137

03 숨길의사, 김상환의 삶과 깨달음

김상환에게 어린이날이란? _ 141
당신의 코치는 누구입니까? _ 143

자녀의 동영상을 여기로 보내주세요 _ 147
당신은 충치가 잘 생깁니까? _ 149
우리아이 어떤지 살펴 보세요 _ 153
아들은 나의 철학 스승 _ 156
엄마아빠는 진정한 아이 관찰자 _ 158
병원개업에 성공하는 경우 3가지 _ 161
나와 당신이 살아가는 이유 _ 165
내 아이를 훌륭한 운동선수로 만들고 싶다면? _ 169
젊고 건강하게 사는 비결 _ 173
김상환의 스포츠스타 교합교정 치료 _ 179
턱관절 건강을 유지하는 비결 _ 185

맺음말 – 내 인생엔 늘 코치가 있었다 _ 191

[부록] 야구선수 학부모를 위한 강연 _ 196

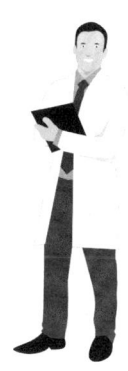

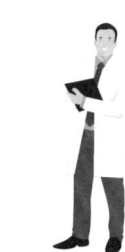

"당신의 치아가 곧 건강이 되는 곳,
김상환의 비앤비치과."

- 김상환 -

[머리말]

우리 가족 건강을 위한 지혜가 담긴 책

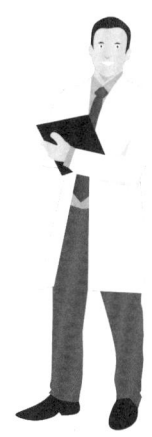

당신은 입안이 건강해야 전신이 건강하다는 말을 압니까?

나는 입안 건강의 전문가입니다.

치아와 잇몸은 물론이고 혀와, 입술, 안면근육이 얼마나 중요한지를 알고 있습니다. 이와 연관된 턱관절 그리고 턱관절과 전신의 관계에 대해서 끊임없이 공부하고 연구하고 있습니다.

더 나아가 침을 포함한 몸의 여러 영양소와, 호르몬의 관계, 그리고 자세와 근육, 그리고 근막 그리고 전신질환과의 관계를 밝혀나가고 있습니다.

나는 1993년에 치과대학을 입학하고 1999년에 대한민국의 치과의사라는 자격을 부여 받았습니다.

지금까지 약 20년 가까이 치과의사로서 그리고 한 아이의 아빠로서 살아오면서 수많은 환자를 보고 나와 내 가족과 함께 치료를 경험하며 수많은 임상 경험을 하며 살아왔습니다.

본과 3학년 때 처음으로 짝을 지어 입안에 서로 마취 주사를 놓아보는 실습을 하였습니다. 정말이지 내가 주사를 맞을 때도, 실습 파트너에게 주사를 놓을 때도 무척이나 떨렸던 것 같습니다. 심지어 내 실습 파트너는 제 입천장을 찢기까지 했습니다.

아마도 그 기억이 제가 처음으로 누군가 타인의 몸에 무언가를 하기 시작한 첫 경험이지 않을 까 싶습니다.

그 때의 기억은 '조금이라도 환자에게 치료를 할 때 아프지 않게 다치지 않게 조심하고 또 조심하자. 우리의 몸은 충분히 그래야한다'라는 생각을 했던 것 같습니다.

그렇게 시작한 치과의사로서의 단계는 그 이후에 기본적인 충치치료, 잇몸치료, 그리고 신경치료와, 발치 등 환자를 보기 위한 준비를 충실히 해 왔고 2004년에는 분당에 김상환의 첫 병원을 내기에 이릅니다. 나는 그동안 치과의사로서 치아와 잇몸에 집중해서 살아왔습니다.

하지만 6년 전 아들의 앞니가 삐뚤어지게 나는 것을 보면서 새로운 전환점을 맞이하게 되었습니다.

습관적인 치료방법과 습관적인 방식으로의 치료를 하다가 '왜 치아가 삐뚤어지게 날까?' 라는 의문을 가지게 되었습니다.

치료에 앞서 '그 원인이 무엇인지, 원인을 알면 근본적인 해결을 할 수 있지 않을까?' 라는 호기심이 생겼습니다.

그래서 논문들과 자료들을 찾기 시작했고 그 결과 아이들의 치열과 교합과 얼굴성장은 호흡과 관련이 많다는 사실을 알게 되었습니다.

아이들의 호흡과, 얼굴주변 근육의 활성도, 그리고 먹는 음식을 포함한 습관과, 주변 환경이 모든 것의 원인이 된다는 사실을 알게 되었습니다.

치과의사에서 숨길의사로의 전환점이기도 합니다.

지금은 병원에서 호흡-숨길-수면으로 이어지는 부분과 관련해서 아이들의 호흡방법의 개선, 안면근육의 운동을 통해 부자연스럽게 변해가는 얼굴의 바른 성장을 돕고 있습니다. 또한 비발치와 브라켓이 없이도 치열과 교합을 올바로 만들어주고 있습니다.

또한 좁은 입안의 문제로 인해 생기는 성인들의 코골이나 수면무호흡 문제를 개선하기 위해 다양한 구강 장치와 근기능 운동을 통해 삶의 질과 건강을 바꾸어 주고 있습니다.

교합-척추-보행의 관계에서 시작되는 턱관절과 치아의 관계 그리고 척추와 자세의 문제와 보행에 관련되는 구조적인 부분도 전신통합적 관점에서의 보철치료와 교정치료를 통해 환자들에게 새로운 건강의 삶을 나눠드리고 있습니다.

치과는 단순히 치아와 잇몸의 문제만을 보는 병원이 아닙니다. 숨길과 관련된 징후와 증상을 바라보아야 합니다. 턱관절과 교합문제가 야기하는 징후와 증상을 함께 보아야 하는 전신문제에 있어서의 가장 기본적인 공간입니다.

이제 우리는 물론 대한민국의 건강에 대한 관점이 치과적으로 어떤 영향이 있는지 많은 사람들이 더 많이 알고 이해해야 합니다. 치아 관리를 통해서 사랑하는 아이, 사랑하는 배우자 그리고 부모님의 건강을 챙길 수 있습니다.

치아는 생명입니다.
잇몸도 생명입니다.
혀와 침도 생명입니다.
입안의 건강은 전신건강의 첫걸음입니다.

나는 소명을 받았습니다. 치과적인 관점에서의 건강에 대한 것을 세상에 알리는 소명입니다. 치과를 통해 나와 가정의 경제적 삶을 영위하기도 하지만 그 이상으로 세상에 치아와 잇몸과, 호흡과, 턱관절과, 교합과, 영양과, 운동과 그리고 정신이 얼마나 건강과 연관되는지 세상에 알리는 역할을 합니다.

그래서 주한의료재단을 만들어 입안 건강이 얼마나 중요한지를 내 삶이 다하는 날까지 알리고 또 진료해서 우리나라의 건강에 기여합니다.

공부하고 연구하고 또 임상에서 적용하여 우리 아들과 또 아이들이 건강하게 자랄 수 있도록 도울 것입니다. 얼마 전까지만 해도 내가 왜 치과의사가 되었는지 알지 못했습니다.

하지만 이제는 압니다. 내가 사랑하는 하나님께서 나로 하여금 이 직업을 통해 세상에 빛과 소금이 되라고 하셨음을 압니다.

치과의사로서의 나의 삶은 내 일부이고 나의 천직이자 소명입니다. 치과의사인 것이 자랑스럽습니다. 치과의사로서 세상에 건강을 이야기 할 수 있다는 것은 큰 자부심입니다.

책을 통해 그리고 강연을 통해 또한 병원의 진료를 통해 세상 많은 사람들에게 알리겠습니다. 입안의 건강은 전신의 건강이고 우리의 건강은 미래의 힘입니다.

오늘도 나는 대한민국의 아이와 어른들의 입안 건강을 바탕으로 한 건강과 마음의 평화를 위해 또 하루를 삽니다.

2018. 5. 20
서울비앤비치과, 김상환 원장

서울비앤비치과 김상환 원장의 삶과 깨달음 _ 제 1 장

치과에서 바뀐 내 인생

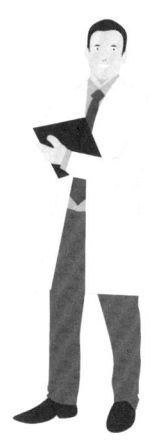

당신은 치과에서 인생이 바뀐다는 말이 이해가 가십니까?

내 치과에서는 참 많은 사람들의 인생이 바뀝니다. 치과에는 참 많은 사람들이 옵니다.

작은 충치에서, 잇몸 문제부터 정말로 심각하게 교합과 구강이 무너진 분, 그리고 호흡과 수면이 잘 되지 않아 치열이 삐뚤어지고 얼굴이 예쁘지 않게 자라는 아이, 호흡과 수면문제로 만성피로와 시린 치아나 턱관절이 문제가 되는 어른, 코골이와 수면무호흡이 심한 사람, 또 치아가 색이나 형태가 문제가 되어 심미적으로 아름답지 않은 치아를 가진 분, 또 교합이 무너져 전신

적인 문제가 생기신 분들 등등등…….

입안이 건강한 사람은 삶이 건강합니다.

치아가 예쁘고 올바른 사람은 마음도 정신도 건강합니다.

수면이 잘되고 호흡이 잘 되면 삶이 윤택합니다.

첫째, 임플란트를 통해 잘 씹게 되서 살 쪄서 오시는 분을 보면 행복합니다.

둘째, 코골이나 수면무호흡이 나아서 잠을 잘 자서 얼굴이 밝아진 분을 보면 행복합니다.

셋째, 바른얼굴성장교정으로 치열과 악궁과 얼굴이 올바로 자라는 아이들을 보면 행복합니다.

넷째, 치아가 닳아서 얼굴도 나이 들어 보이고 전신도 문제가 있던 분들이 전신교합치료를 통해 전신문제가 해결되어 환하게 웃으시면 그보다 더 행복할 수 없습니다.

다섯째, 턱관절과 시린 이가 좋아져서 입안이 편안해서 건강과 마음의 평화를 얻으신 분들을 보면 너무나 행복합니다.

서울비앤비치과의 치과 치료는 단순한 치아와 잇몸을 보는 공간이 아닙니다. 당신의 삶과 인생을 바꾸는 공간입니다. 인생이 바뀌는 공간입니다. 찡그리고 왔다가 웃으면서 가는 공간입니다. 오늘도 서울비앤비치과는 당신의 인생을 바꾸기 위해 존재합니다. 서울비앤비치과는 인생이 바뀌는 공간입니다.

서울비앤비치과 김상환 원장의 삶과 깨달음 _ 제 2 장
치과에서의 예방치료란?

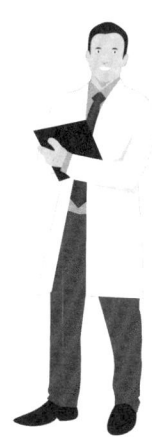

당신은 건강을 위해서 어떤 활동을 하고 있습니까?

나는 건강을 위해서 여러 가지 활동을 합니다.

첫째, 건강한 땅에서 난 건강한 음식을 먹습니다.

둘째, 매일 계단을 걸어서 올라가고 팔굽혀펴기와 앉았다 일어 났다를 하는 운동을 합니다.

셋째, 저녁에 양치를 하고 자기 전에 구강점막과 장에 좋은 유산균을 먹습니다.

넷째, 저녁에 코골이 방지와 수면개선 그리고 치아보호와 잇몸보호를 위해 구강장치를 끼고 잡니다.

사실 성수동에 개업한 이후 8년 동안이나 건강검진을 하지 않고 '그저 난 큰 문제없이 건강해' 하고 건강에 대해 자만해왔습니다. 그러다 작년 겨울에 보통은 잘 하지 않는 모발검사를 포함한 종합검진을 받고 고콜레스테롤 위험군으로 분류되는 끔찍한 상황을 맞이했습니다.

좋은 콜레스테롤 수치는 낮고 나쁜 콜레스테롤 수치는 높아서 말 그대로 심혈관계 질환이 언제든 생겨 급성심근경색이나 협심증 또는 동맥경화로 인한 급사의 이유가 되는 정도로 나쁘게 나왔습니다.

충격을 받은 저는 일단 평소 좋아하는 술과 밀가루음식, 튀김 종류 등을 거의 섭취하지 않는 영양문제를 개선했습니다. 그리고 부족한 영양소와 중금속이 오염된 것을 배출시키기 위한 천연식품에서 추출한 양질의 보조제를 먹기 시작했습니다.

두 달 전부터는 헬스클럽에 나가 꾸준히 운동을 하고 평소에도 앉았다 일어났다를 반복하고 팔굽혀펴기와 복근운동, 그리고 계단오르내리기 등 운동을 시작했습니다. 평소 코골이가 심하진 않지만 상쾌한 아침을 맞이하기 위해 잘 때는 구강장치를 끼고 자고 있습니다.

저는 작년 종합검사 이전에는 영양보조제나 비타민 등 어떠한 것도 먹어본 적이 없습니다. 그만큼 우리 몸이 자연스러운 게 좋은 거라 생각하고 살았지만 현대인들에서 무시할 수 없는 것들이 태양을 보지 못해 부족한 비타민D, 비타민E 그리고 유익균은 장기적으로 먹으려고 생각하고 있습니다.

우리는 몸이 계속해서 쉬라는 신호나 알람을 보내도 평소 직장과 일로 인한 스트레스로 인해 무시하고 지나치기가 쉽습니다. 그러는 사이 서서히 몸은 병들어가고 지쳐갑니다.

나중에는 만성질환이 되어 버리면 몸에서 보내는 신호를 뇌가 놓쳐버리거나 무시해 버려서 통증이나 고통을 느끼지 못하는 단계까지 갑니다.

치과의사는 입안과 얼굴근육의 힘과 세균을 조절해 주는 의사입니다. 힘이라는 것은 주로 수면 중에 씹는 근육이 과활성화되어 낮 시간에 물 수 있는 힘보다 3~4배 큰 힘으로 악물게 됩니다. 혹은 그 힘으로 치아를 갈 수 있기 때문에 잇몸에 해를 주는 것을 막아주고 치아들마다 걸리는 부하가 균형 잡히도록 교합을 맞춰줘야 합니다.

세균을 조절한다는 말은 충치와 잇몸병의 주 원인이 되는 유해균을 기계적으로 긁어내거나 유익균처방으로 입안의 환경을 바꿔주는 것입니다.

이미 닳아져 나간 치아나 수면 중에 강한 힘으로 물려 잇몸이 짓눌리는 것을 방지하는 방법은 자는 동안 끼는 구강장치를 통해 예방하는 것입니다. 구강장치를 끼면 어떻게 될까요?

첫째, 치아가 닳아나가거나 깨지는 것을 방지 한다.
둘째, 잇몸이 짓눌리는 것을 방지 한다.
셋째, 치아의 교합을 균형 있게 맞춰주어 힘을 분산시킨다.
넷째, 혀가 들어갈 공간을 넓혀 코골이나 수면무호흡을 개선시킨다.

이런 다양한 유익이 있는 구강장치로 당신의 건강을 지키는 예방을 하시기 바랍니다. 근본적인 해결방법으로는 교정치료를 한 후 닳아나가진 치아들을 보철적으로 해결하여 교합을 맞추는 방법도 있습니다.

몸에 여러 가지 증상이 있으신 분들은 이런 진단과 치료를 통해 전신의 건강을 회복하실 수 있습니다. 치과를 단순히 치아와 잇몸 그리고 치열을 교정하는 곳이라 생각하지 말고 '전신의 건강은 입안의 건강에서 시작된다'라는 말을 돌아보기 바랍니다.

각종 치료로도 잘 낫지 않는 병이 있다면 숨길의사 김상환 나를 찾아오십시오. 입안의 건강의 회복을 통해 전신이 회복되는 놀라운 경험을 하게 될 것입니다.

서울비앤비치과 김상환 원장의 삶과 깨달음 _ 제 3 장
치아는 생명이다

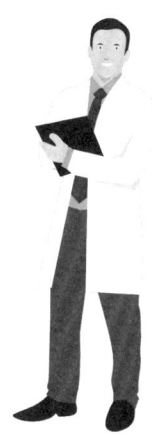

　당신은 치아의 역할을 뭐라고 생각하십니까?

　나는 치과의사로서 치아의 역할을 아주 많이 알고 있습니다.

　치아의 역할은 너무나 많습니다. 우리가 학교에서 배우기로 치아의 역할은 1. 저작 2. 심미 3. 발음 이라고 간단히 배웠습니다.

　씹는 기능과, 미적인 부분의 기능, 그리고 말하는데 있어서 발음과 연관이 있다고 배웠습니다. 그러나 실제 치아의 기능은 이것보다 훨씬 많습니다.

첫째, 각 치아마다 에는 치근막이라는 섬유성 막이 있습니다.
이것은 큰 힘이 들어가도 충격을 완화하는 완충제 역할을 합니다.

둘째, 치아와 치근막에 있는 신경세포들을 통해 몸에 균형을 잡는 센서 역할을 합니다. 치아가 망가지거나 잇몸이 안 좋아지면 인체의 균형이 깨어지는 이유입니다.

셋째, 윗니 아랫니의 좋은 물리는 관계 즉 좋은 교합관계가 구조적으로 무너지면 마치 벽돌집의 벽돌이 안 맞게 되면 그 무게를 견디지 못해 집이 붕괴 되듯이 우리의 전신 건강도 함께 무너집니다.

그래서 우리의 전신건강과 너무나 연관이 많은 치아를 잘 보살펴야 합니다. 요즈음 많은 사람들이 치아에 대해 의식이 높아지고 있습니다.

그 관심이 치열의 아름다움이나 미백과 같은 심미적인 부분에 많이들 쏠리는 것도 사실입니다. 치열교정도 미적인 의미에서가 아니라 구조적인 전신건강의 관점에서 바라봐야 합니다.

치열의 틀어짐과 위아래 교합이 맞지 않으면 우리 전신의 뼈가 틀어지고 이것은 내장기관에도 영향을 줄 수 있습니다. 이는 한마디로 생명과 직접적으로 연관된 중요한 우리 몸의 일부입니다.

따라서 치아는 생명입니다.

앞으로 과학이 더욱 발전하면서 치아와 잇몸 그리고 전신의 관계들이 더욱 연구되어 질 것입니다. 그리고 더욱 많이 그 상관관계가 밝혀질 것입니다. 당신의 치아를 단순히 먹고 씹고 미용적인 목적이나 말을 하기 위한 장기라고 생각지 않길 바랍니다.

치아에 대해 더 많이 알고 싶고 전신건강의 관계를 알고 싶다면 서울비앤비치과의 전신통합치의학을 하는 숨길의사 김상환을 찾아오십시오. 〈02.469.2884〉 서울비앤비치과로 전화하십시오.

서울비앤비치과 김상환 원장의 삶과 깨달음 _ 제 4 장

숨길의사가 된 까닭

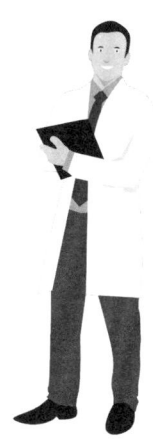

당신은 숨길의사(airway doctor)라는 말을 아십니까?

나는 치과의사이면서 숨길의사입니다. 내가 숨길에 관심을 가지게 된 건 아들 때문이었습니다.

난 1985년도에 치아를 4개 빼는 교정을 했습니다. 2004년에 결혼하고 아내도 이를 빼고 교정을 해주었습니다. 2013년에 7살난 아들의 앞니 영구치가 올라오는데 자리가 부족한지 틀어져서 나오는 것이었습니다.

내가 이미 경험을 했기 때문에 아들은 이를 빼고 교정해 주고 싶지 않았습니다.

그래서 인터넷에서 발치 안하는 교정, 비발치교정, 성장교정 너무나 많은 검색과 논문 등 자료를 통해 이유와 치료방법을 알게 되었습니다. 그것이 지금 제가 아이들에게 처방하고 치료하고 있는 마이오브레이스 장치와 근기능 교정입니다.

아들에게 마이오브레이스를 끼우고 6개월이 지나자 삐뚤게 나오던 치아도 바로 자리 잡고 더욱 건강해 진 것을 알았습니다.

그래서 더 알고 싶은 마음에 뉴욕에서 열린 연차총회에 참석합니다. 그 곳에서 부정교합의 원인, 그리고 예쁘지 않은 얼굴로 자라는, 얼굴변형의 원인에 대해서 세계적인 의사들에게 배울 수 있었습니다.

그리고 확신했습니다. 올바른 치료 방향에 대해 연구하고 공부하고 만들어 나가겠다고 말입니다. 사실 이 장치와 얼굴과 입안의 근기능 교정을 하는 이유는 모두 숨길을 열어주기 위한 것입니다.

코로 호흡하고, 넓은 악궁과 거기에 맞는 올바른 교합, 그리고 따라서 아름답고 이쁘게 자라주는 얼굴 형태. 균형있는 것이 아름답습니다.

얼굴에 균형이 맞으려면 숨길이 잘 열려있어야 합니다. 몸에 맞지 않는 옷을 입고 하루 종일 다니면 온 데가 다 아픕니다. 불편한 구두를 신어도 마찬가지입니다. 옷과 구두는 집에 오면 벗어 던지면 그만입니다. 하지만 우리 몸의 건강에 이상을 일으키는 좁은 입 안과 올바르지 않은 호흡법과 이 악물기 등은 자는 동안조차도 떼어 놓을 수 없습니다.

수면이란 산소를 호흡하고 기력을 충전하는 우리 인생에서 아주 중요한 시간입니다. 우리 인생의 3분의 1을 차지합니다. 이 수면이 적절하고 올바르지 않으면 나머지 3분의 2의 인생도 건강하고 활기차고 생동감 있기 어렵습니다. 숨길을 유지하는 적절한 요소와 구조가 있습니다.

첫째, 코로 호흡하는 것입니다.
둘째, 올바른 삼키기를 통한 입 주변 근육의 조화입니다.

이 두 가지를 실현하기 위해서는 여러 가지 운동과 영양적인 요소와 심리적인 것들이 다 조절 되어야 합니다. 가장 적절한 시기는 5세에서 10세 미만이고 이후에도 가능하지만 부가적인 치료가 필요한 경우도 있습니다.

내가 숨길의사가 된 이유는 아들입니다. 아들의 치열을 바라보던 치과의사의 관점에서 원인과 이유를 알게 된 이후 치아만 보는 치과의사에서 그 뒷 배경을 보는 숨길의사가 되었습니다.

당신도 아이들의 예쁜 얼굴성장과 바른 치열에 관심이 있다면 치과의사이자 숨길의사인 나를 찾아오십시오. 당신의 아이가 내 아이처럼 올바로 건강하게 예쁘게 자라도록 도와 드리겠습니다.

서울비앤비치과 김상환 원장의 삶과 깨달음 _ 제 5 장
치아에 하는 아말감치료

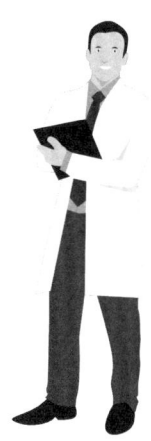

당신은 치아에 아말감 치료를 받은 적 있습니까?

나도 어려서 내 어금니 치아 8개에 모두 아말감이 되어 있었습니다. 치과대학을 졸업할 시점에는 거의 대부분을 금인레이로 바꾸었고 이후 지금까지 살아오면서 치아색 나는 재료인 레진으로 바꾼 것들이 많이 있습니다.

아말감은 65%가 은이고, 주석이29%이고 금속을 녹이기 위한 용매로 쓰이는 수은이 3% 정도입니다. 하지만 합금이 되지 못한 채 섞인 잔존 수은까지 더해져 아직까지 유해성 논란이 있습니다.

또한 합금 자체도 열에 노출될수록 수은을 조금씩 방출한다고 알려져 있습니다. 그렇게 침과 함께 소화관으로 흘러가 체내로 흡수될 수 있습니다.

아직 아말감에 관한 내용에는 논란이 많이 있습니다. 미국에서도 사용하고 있으니 안전에 문제는 없다라는 주장을 하는 쪽과 아말감 치료로 인해 몸에 중금속 오염으로 인해 이유 없는 우울증이나 전신통증과 연관이 있다라는 주장을 하는 쪽이 있습니다.

나는 입안의 건강이 전신질환과 연관이 있다고 생각하는 전신통합치의학자입니다. 아말감이라는 재료가 보험적용이 되고, 비용이 저렴하고, 비용대비 충치치료 효과가 크다는 데는 이견이 없습니다.

하지만 인체는 아주 정밀한 센서 기관이기 때문에 환자에 따라서 경우에 따라서는 건강에 문제를 야기하는 이유가 될 수 있다고 생각합니다. 또한 심미적인 관점에서 보더라도 아말감은 검회색을 띠어 아랫치아의 경우 보기에도 좋지 않습니다.

이런 두 가지의 큰 이유로 우리병원에서는 아말감 치료 대신 보험재료를 원하시는 분에게는 글래스아이오노머 라는 치아색 나는 치료를 해드립니다. 그리고 아말감으로 된 치아를 레진으로 바꾸거나 치아색 인레이로 바꾸길 권합니다.

당신도 알 수 없는 통증이나 전신적인 질환이 있다면 서울비앤비치과에 와서 아말감 교체 치료를 받아보십시오. 그 동안 이유 없던 통증과 고통에서 벗어날 수 있게 됩니다.

서울비앤비치과 김상환 원장의 삶과 깨달음 _ 제 6 장
숨 쉬는 돌, 살아있는 보석 = 치아

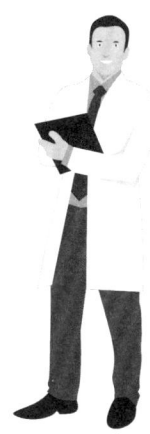

　당신은 우리 몸 중에서 가장 단단한 것은 무엇이라고 생각합니까? 우리 몸 중에서 가장 단단한 것은 뼈입니까?

　나는 치과에서 매일 가장 단단한 조직인 치아를 보고 느끼고 치료하고 있습니다.

　가장 단단한 것은 이빨 = 치아 입니다.

　나는 이를 '숨쉬는 돌 = 살아있는 보석' 이라고 말합니다.

　많은 사람들이 오해하고 있습니다. 이를 숨 쉬지 않는 그저 단단한 돌같이 생각합니다. 치아의 개수가 사랑니까지 32개 인 것은 하나하나 각자가 다 역할이 있기 때문입니다.

나는 진화론자도 아니지만 사랑니가 진화된 사람일수록 나지 않는다는 말에는 동의하지 않습니다. 단지 서구화된 음식과 부드러운 음식을 씹는 습관에 의해 치아가 나야 할 악골의 틀이 작아진 것일뿐 결코 잘 진화한 사람이 사랑니가 나지 않는다는 것은 아닙니다.

치아는 바깥쪽에 돌처럼, 다이아몬드처럼 단단한 법랑질이라는 도자기벽이 있습니다. 그리고 그 안에는 상아질이라는 구조가 있고 그 안쪽에 신경, 혈관, 림프 모든 것이 다 들어있는 하나의 장기입니다.

나는 치아 하나를 신경치료 할 때마다 뇌수술 하는 기분으로 합니다. 그러다보니 늘 진땀이 납니다.

내가 치료를 잘 하고 못한다는 그런 뜻이 아니라 그만큼 어렵고 쉽지 않다는 걸 말하고 싶습니다.

치아는 숨을 쉽니다!

안에 면역세포도 있고 산소공급이 잘 되어야 그 안에 세포들이 자기 역할을 잘 하게 됩니다.

잠을 잘 못자서 산소공급이 잘 안 되는 수면을 오래도록 하게 되면 치아도 말초혈관의 영향을 받는 장기이므로 손발이 저리는 것처럼 쩌릿쩌릿하기도 하고 시려지기도 하고 합니다.

이가 시린 것이 수면하고 연관되어 있다고 이야기하면 웃는 환자들이 많습니다. 그런데 실제로 집에서 푹 쉬고 나서 시린 증상이 없어졌다고 하는 사람들이 많아지는 걸 보면 정말 수면은 시린이와도 상관이 많습니다.

치아뿐이 아니라 치아주변도 잘 숨 쉬어야 합니다.

음식물 찌꺼기가 없어야 하고 좋은 세균이 산소를 싫어하는 하수구의 나쁜 세균보다 더 많아야 합니다.

치아는 숨 쉬는 보석입니다.

"값으로 따지면......"

"글쎄요? 임플란트 한 개값? 젤 비싸야 500만원 정도겠지만"

'가치'로 따지면 현대 의학기술로 만들 수도 없고 그 '역할'을 본다면 개당 3억 정도는 하지 않을까요?

이런 소중한 치아, 숨 쉬는 돌, 살아있는 보석을 정말 소중히 보존해야 합니다.

치아사랑은 건강사랑이고 건강사랑은 나라사랑입니다.

건강한 사람이 결국 인생에서 행복한 일들을 할 수 있습니다.

입안 건강을 챙겨서 자신의 건강을 챙기기 위해 서울비앤비치과에 오십시오.

서울비앤비치과 김상환 원장의 삶과 깨달음 _ 제 7 장
당신의 아랫니가 솟아있다면?

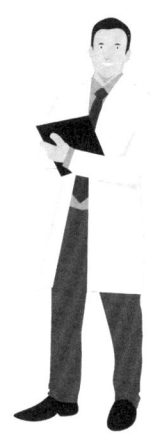

당신의 치아는 어떻습니까?

내가 치과에서 환자분들을 보다보면 윗니가 아랫니를 많이 덮고 있거나 앞으로 뻐드러진 분을 많이 봅니다.

이런 분들은 아래 앞니는 솟아있고 뒤 어금니는 아래 앞니에 비해 낮은 상태를 볼 수 있습니다.

이것은 성장과정에서 윗턱뼈가 충분히 성장하지 못해 입천장에 혀가 들어갈 공간이 충분치 않아서 혀가 어금니가 올라오는 것을 막고 이로 인해 어금니가 낮아지게 됩니다.

그렇게 되면 낮은 어금니가 닿기 위해 아랫턱이 뒤로 밀리게

되고 그러면서 윗니가 아랫니를 많이 덮고 아랫니는 솟아오르게 됩니다.

이런 분들의 경우 세월이 흐르면서 여러 가지 방향으로 안 좋은 쪽으로 얼굴과 치열이 흐르게 됩니다.

(1) 앞니와 어금니가 많이 갈립니다.
(2) 아래 앞니가 위 앞니를 쳐서 윗 앞니가 일찍 부러지거나 잇몸이 나빠져 이가 흔들리게 됩니다.
(3) 혀가 기도 쪽으로 넘어가 수면 중에 이악물기가 생겨 어금니가 일찍 망가집니다.
(4) 치아와 잇몸이 단단하면 그 힘이 턱관절에 전달되어 턱관절에서 소리가 나거나 통증이 생기게 됩니다.
(5) 턱관절과 얼굴 주변의 근육들이 과긴장하게 되어 근육통이 생깁니다.
(6) 숨쉬는 길을 확보하기 위해 고개를 앞으로 내밀기 때문에 귀가 어깨 선보다 앞으로 오게 되어 경추와 척추가 휩니다.
(7) 틀어진 정열에 의해 내장기관과 전체 근골격계에 문제가 생겨 관절이 많이 아프게 됩니다.

가장 좋은 치료는 어려서부터 이런 치아관계가 되지 않도록 바른얼굴성장교정을 하는 것입니다.

성인이 되어서 문제가 생긴 경우는 디엔에이 장치를 써서 악궁을 넓히는 치료를 통해 교정이 가능합니다. 이미 많이 치아가 닳아져 있는 경우는 전체보철을 해야 하는 경우도 있습니다.

보철치료를 하는 경우에도 일단은 좋은 위턱 아래턱 관계를 잡아야 하고 그 높이에 맞추어 보철을 해야 숨길을 확보하고 자세를 바로 잡을 수 있습니다.

안의 공간은 어떠한 경우에도 혀가 충분히 들어갈 수 있는 공간이 있어야 합니다. 치아가 닳아있어서 입안 공간이 줄어든 경우 수면의 문제, 자세의 문제, 교합의 문제, 내장기관의 문제까지 모두 생깁니다.

어금니에 치아를 상실하는 경우 교합이 망가지면 힘쓰기가 어려워 집니다. 역도선수가 치아가 없다면 과연 그 만큼의 무게를 들 수가 있을까요?

실제로 역도 선수나 유도선수, 야구선수처럼 순간적인 힘을 쓰는 사람들은 어금니가 쉽게 닳거나 망가지는 경우를 많이 봅니다. 좋은 교합이란 위턱이 잘 발달해서 혀가 들어갈 공간이 충분하고 그로 인해 위턱과 아래턱의 관계가 좋고 거기에 치열이 똑바라서 위아래가 잘 닿는 관계를 말합니다.

이런 사람들은 치아나 잇몸이나 턱관절 그리고 더 나아가 전신에 문제가 거의 없습니다.

올바른 교합과 턱뼈의 관계 그리고 자세가 우리의 몸을 건강하게 하는데 필수입니다.

1.호흡 2.턱관절 3.교합 4.세균 5.수면 6.운동 7.영양 8.정신
우리 몸의 건강에 영향을 주는 중요한 요소입니다!

서울비앤비치과에서는 단순히 치아와 잇몸만을 보는 것이 아니라 전신에 영향을 주는 요소들을 파악하여 거기에 맞는 맞춤형 솔루션을 제공합니다. 환자분들의 건강과 마음의 평화를 위해 오늘도 공부하고 연구하고 임상을 보고 있습니다.

수면의 문제, 이유 없다고 하는 전신의 통증이 있다면 서울비앤비치과에 와서 전신통합치료를 받아보십시오. 올바른 교합과 악골성장 치료를 통해 당신의 건강을 지킬 수 있습니다.

서울비앤비치과 김상환 원장의 삶과 깨달음 _ 제 8 장
"생진책사", 서울비앤비치과의 모토

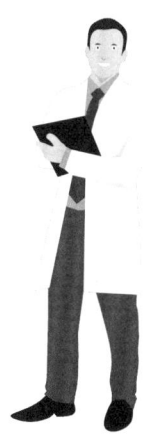

당신은 생동감, 진정성, 책임감, 사람과의 소통을 어떻게 생각하십니까?

나는 서울비앤비치과의 대표로서 우리 병원의 모토를 위 4가지로 가지고 하루 하루 환자를 만나고 있습니다.

〈서울비앤비치과〉
대표원장 : 김상환 서울대학교 99년 졸업
예치과 페이닥터(2002~2003)
분당 이홈치과원장 4년
푸르덴셜 라이프플래너 3년

서울비앤비치과 성수동 8년차
차의과대학 외래부교수
연세대학교 해부학교실 박사 과정중
병원규모 : 35평 체어 4대 직원 5명

〈1〉 mission : 찾아오는 모든 분들에게 얼굴과 치아의 밸런스와 아름다움을 제공하여 건강과 마음의 평화를 드린다.

〈2〉 vision : 2020년까지 21세기를 선도하는 대한민국 최고의 호흡-숨길-수면, 교합-척추-보행을 책임지는 시스템을 가진 치과로 환자-직원-원장 모두 행복한 치과

〈3〉 core value

생동감 넘치는 병원(웃음, 미소, 사랑, 감사)

진정성 있는 병원(전문성)

책임감 있는 병원(성장)

사람끼리 연결된 병원(공감, 소통)

〈4〉 병원핵심진료 : 비발치근기능교정

　　임플란트(3S SPEED SAFE STRONG)

안면비대칭, 양악수술케이스를 비수술교정

풀마우스 교합치료(고딕아치사용)

코골이, 이갈이, 턱관절, 시린이

수면무호흡과 관련한 장치치료

〈5〉 병원3유와3무 –

3유 인성/열정/나눔

3무 불평/핑계/태만

급변하는 국내환경과 치과환경으로 개원가는 어려움에 처한 지 오랜 시간이 흘렀습니다. 저희 병원도 업앤다운(Up and Down)을 거듭하며 성수동에서 8년이 되어갑니다. 항상 좋았던 시절만 있었던 것도 아니고 어려움 속에서도 성수동 환자 분들과 멀리서 오는 지인 분들에게 8년째 사랑받고 있는 치과입니다.

◆ 위치
- 서울시 성동구 성수2가3동 289-321 대한진공빌딩 4층
- 2호선 성수역 2번 출구 100m 이내(도보3분)

◆ 세부문의

자세한 내용은 네이버에서 서울비앤비치과 치시고 블로그도 보시고 〈www.airwaydoctor.com〉을 참고하세요.

- 문의는 〈010-5034-5848〉 또는 〈02-469-2884〉로 주시면 감사하겠습니다.

서울비앤비치과 김상환 원장의 삶과 깨달음 _ 제 9 장
명의란 누구일까요?

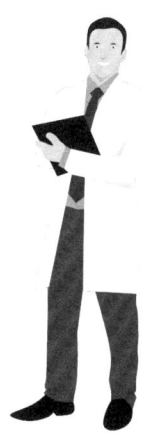

당신은 어떤 사람을 명의라고 생각하십니까?

나는 명의의 개념을 다음과 같이 생각해 봅니다.

우리가 명의라고 알고 있는 사람 중에 유명한 중국의 전설속의 의사 '화타'가 있습니다. 화타의 이야기입니다.

그 당대의 사람들은 화타를 명의 중에 명의로 칭송했고 아무리 아픈 사람도 화타가 치료하면 모두 완치되었다고 합니다.

그러던 어느 날 위나라 왕이 화타에게 '당신은 정말 신이 내린 명의십니다.' 라고 하자 화타가 말합니다.

"아닙니다. 저는 의사 중에 치료를 좀 잘하는 의사일 뿐입니

다."

"저는 형님이 두 분 계신데 작은 형님이 저보다 더 나은 의사시고 큰 형님은 제가 따를 수 없을 만큼 큰 명의십니다."

"아니 무슨 말씀이십니까? 그 두 분은 의사로 이름조차 알려지지 않았는데요."

화타가 말하기를

"그도 그럴 것이 저희 작은 형님은 병이 작을 때 치료를 해 주기 때문에 사람들이 큰 병인 줄 모를 때 낫게 해줍니다."

"그리고 큰 형님은 병이 생기기도 전에 그 사람의 상태를 알아보고 음식과 운동으로 병을 안 걸리도록 해주기 때문에 사람들은 병이 걸리지도 않습니다. 다만 저에게 오는 사람들은 큰 병이 나서야 오기 때문에 잔재주로 그 병을 고쳐 줄 뿐입니다."

"나에게는 작은 형님이나 큰 형님처럼 미리 병을 볼 수 있는 눈이 아직 없습니다."

그렇습니다. 명의는 어쩌면 지금 눈에 보이는 당장의 질병을 고쳐 주는 분도 명의일 수 있습니다.

또 한편으로는 병이 생기기 전에 눈으로 보여 지는 증상들을 가지고 앞으로 어떤 것들이 생길 수 있는지를 예측하는 의사야말로

더 명의일 지도 모릅니다.

우리 치과는 거의 모든 치과의 영역에서 예방치료를 권합니다. 코골이나, 이갈이, 턱관절, 시린이에 관련해서도 구강 장치를 권해서 예방을 강조합니다.

또한 구강점막과 장에 좋은 유산균을 권해서 세균문제를 예방하게 합니다.

가끔은 오해도 받습니다. 지금 당장 필요하지도 않은 것을 권한다고 생각하기 때문입니다. 하지만 나를 믿고 지금까지 치료받아보신 분들은 모두 아십니다. 내가 왜 이런 것을 미리 권하는지에 대해서 말입니다.

첫째 - 아이들의 얼굴과 입안을 보면 예쁘지 않은 얼굴과 치열로 갈 것이 보입니다. 단순한 충치의 문제가 아닙니다.

둘째 - 입안을 보면 코골이가 있는지, 이악물기가 있는지, 혀 밑에 뼈가 어떻게 튀어나와 있는지, 앞으로 어떻게 진행될 지 말씀드립니다. 그리고 구강 장치를 권해드립니다.

셋째 - 치아를 보호하고 잇몸을 보호하고 턱관절을 보호하려면 수면 중 호흡이 중요하고 이것을 개선하기 위해서는 수면교정을 예방하고 보호하려면 구강 장치 만이라도 해야 합니다.

넷째 - 제대로 된 양치법으로 잇몸 속에 박혀있는 음식물 찌꺼기를 제거 해야만 잘 관리할 수 있습니다.

다섯째 - 유해균과 중간균을 넘어 유익균이 많아지도록 프로덴티스를 예방적으로 먹는 것이 필요합니다.

예방이라는 것은 말 그대로 선진개념입니다. 증상이 나타나고 문제가 생겼을 때 바로잡는 것도 중요하지만, 미리 예측하고 생길수 있는 질병들을 예방하는 것, 이것이 서울비앤비치과와 숨길의사인 내가 보다 미래를 보는 눈을 가진 것입니다.

치과는 평생 다니는 곳이 아닙니다!

잘 관리되고 구조적으로나 생리적으로 좋은 호흡과, 좋은 구조를 갖는다면 당신도 치과에 들어가는 시간과 경제적인 손실을 엄청나게 줄이게 됩니다.

숨길의사 김상환을 찾아와 진단 받아 보십시오.

서울비앤비치과 김상환 원장의 삶과 깨달음 _ 제 10 장

호턱교세수운영정신은 무엇일까요?

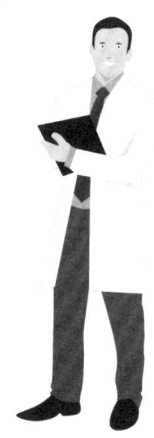

당신은 호떡교세수운영정신에 대해서 아십니까?

나는 호떡교세수운영정신을 건강의 필수요소로 정의합니다.

앞자를 따서 만든
첫째, 호흡
둘째, 턱관절
셋째, 교합
넷째, 세균
다섯째, 수면
여섯째, 운동

일곱째, 영양
여덟째, 정신
이것들이 잘 이루어지면 우리 몸은 정말로 건강합니다.

호흡이 잘 이루어져야 하고, 턱관절이 올바로 성장해야 하며, 교합이 올바라야 하고, 입안과 장내에 세균이 유익균과 유해균이 균형을 잘 이루어야 하며, 매일의 운동과, 매일의 음식, 그리고 사람들과의 유대관계와 친밀함이 결국 우리의 평생 건강을 좌지우지 한다는 말입니다.

특히나 태어난 어린아이로부터 골격이 완성되어가는 어린 아이 시절에는 더더욱 중요합니다. 아래 질문에 당신의 자녀에 대한 OX를 잘 체크하기 바랍니다.

Q. 코로 잘 숨을 쉽니까?

Q. 턱관절에 문제가 없고 이악물기나 이갈이 코골이가 없습니까?

Q. 입 안의 치아는 교합이 올바릅니까?

Q. 우리 아이의 입 안과 장내의 세균군이 적절합니까?

Q. 우리 아이가 매일 적당히 태양빛을 받으며 운동을 합니까?

Q. 우리 아이가 먹는 음식이 건강한 땅에서 자란 건강한 음식으로 치우침 없이 골고루 잘 먹습니까?

Q. 우리 아이가 아빠와 엄마와 정신적 육체적으로 잘 교감하고 사랑받고 있다는 느낌을 매일 받고 있습니까?

위에 것 중에 한 가지라도 문제가 생기면 인체의 밸런스는 깨어지게 되어 있습니다. 그 강도나 빈도에 의해 우리 몸이 망가지는 것은 한 순간이 되기도 하고 만성으로 진행되어 서서히 나 자신도 모르게 조금씩 망가져 가기도 합니다.

우리 아이가 제대로 건강하게 자라 공부도 잘하고, 운동도 잘하고, 인성도 바르고, 주변과 잘 교감하며 소통하는 아이로 자라려면 위에 8가지가 필수입니다.

호떡교세수운영정신을 외워서 항상 내 아이를 관찰함에 있어 주의 깊게 바라보시고 케어해 주어야겠습니다. 더 많은 정보를 원한다면 나에게 와서 지혜를 배우십시오.

서울비앤비치과 김상환 원장의 삶과 깨달음 _ 제 11 장

뷰티앤밸런스란 무엇일까요?

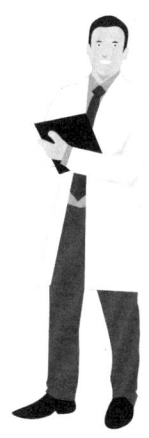

　당신은 뷰티와 밸런스에 대해서 알고 계십니까?

　나는 밸런스에 대해 아주 관심이 많습니다. 개인의 건강은 물론 삶에서의 모토가 밸런스 있는 삶입니다.

　우리 병원 이름이 서울비앤비치과입니다. 뷰티와 밸런스의 앞자를 따서 비앤비라고 지었습니다. 밸런스 있는 얼굴과 몸은 건강하고 아름답습니다. 밸런스 있는 삶은 행복합니다.

　인간이 건강하려면 정신과 몸, 그리고 근육, 좌우 그리고 뇌와 치아의 교합 등 많은 부분에서 밸런스가 맞아야 합니다. 그리고 밸런스가 맞은 정신과 몸을 가진 사람은 아름답습니다.

나는 2004년에 분당에서 4년간 개업하다가 더 넓은 세상을 경험하고 싶어 3년 정도 보험영업을 했습니다. 어찌 보면 이런 활동 역시 내 삶의 밸런스를 찾기 위해서였는지도 모르겠습니다.

항상 학교 공부와 지식 위주의 삶이었다면 보험영업을 하던 시기는 나에게 논문과 책에서는 얻을 수 없는 많은 지혜를 갖게 해주었습니다.

내 인생의 밸런스가 더 찾아진 거라고 생각합니다.

지금은 학문적으로 인체의 밸런스에 대해 더 알고 싶어서 연세대학교 해부학교실에서 석사를 마치고 박사과정을 공부하고 있습니다.

또한 차의과병원 외래부교수로 임명되어 활동하고 있습니다. 스포츠 관련한 강의도 나가고 있고 일반인들을 대상으로 한 강연도 여러 차례 진행했습니다.

또한 아이들의 호흡과 비발치교정에 관련해서 치과의사들을 상대로 강연도 하고 있고 치과신문에도 정기적으로 글을 올리고 있습니다.

내 병원에서는 교정을 거의 대부분 비발치로 진행하고 있습니다. 치열이 삐뚤어지고 안면의 발달이 예쁘지 않은 방향으로 진행되는 것과 우리의 호흡 방법은 크게 연관되어 있습니다.

또한 잘 발달한 악궁과 올바른 성장을 하는 얼굴을 가진 친구들이 운동능력도 뛰어나고 집중력이나 뇌의 활성도 또한 뛰어남을 볼 수 있습니다.

그래서 지금 스포츠치의학회 활동과 교합연구회 전신통합치의학회 등을 해 나가고 있습니다.

밸런스 즉 균형이 있는 몸을 가진 사람은 아름답습니다.

균형이 아름다움의 기초입니다.

우리 인체는 좌우대칭이 잘 맞을수록 아름답게 느껴진다고 합니다.

치아의 균형 그리고 얼굴의 균형 전신의 균형을 이루는 관리를 통해 우리 본연의 아름다움을 찾아야 합니다.

자신의 정신과 몸 그리고 전신의 균형을 찾아 원래의 아름다움을 찾고 싶다면 서울비앤비치과 숨길의사김상환을 찾아오십시오

서울비앤비치과 김상환 원장의 삶과 깨달음 _ 제 12 장

당신의 턱관절은 건강하십니까?

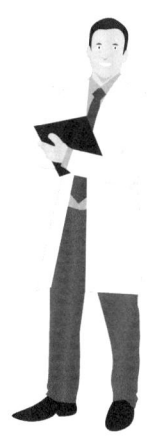

당신의 턱관절은 건강하십니까? 나는 거의 매일 턱관절이 안 좋은 분들을 치과에서 만나고 있습니다.

오늘 오신 35세의 최○○님은 1년 전에도 턱관절이 안 좋다고 오셨습니다. 턱관절에서 소리가 나고 통증이 있다고 하셨습니다. 그 때는 간단한 턱관절 약 처방과 상담을 해드렸고 치료방법으로 턱관절교정을 권해드렸습니다.

"시간이 없어서요."

"요즘 돈 들어가는 데가 많아서요."

그 당시에 이런 저런 이유로 치료를 미루셨습니다.

오늘 1년 만에 오셔서 턱관절에서 나는 소리가 심해졌고 3~4주전부터 얼굴왼쪽이 저리고 목 밑으로 왼쪽 팔, 가슴, 다리까지 모두 저리다고 하십니다.

치과로 오시기전에 뇌MRI 도 찍어보시고 정형외과도 가서 검사 받아봤지만 특별한 이상은 없다고 하셨답니다.

한의원에서 얼굴에 침을 맞았고 어느 정도는 증상의 개선이 있었다고 합니다. 전체적인 수면상태가 좋지 않으셨고 생활적으로는 평소 12시까지 일하고 끝나고 나면 일주일에 2~3회는 소주를 3~4병 드셨다고 합니다. 전반적으로 몸이 견디기 힘든 상황으로 보입니다.

그럼 턱관절과 얼굴과 전신의 저린 증상은 왜 나타날까요? 다른 병원에서 원인을 찾지 못하셨다면 제가 보는 관점에서는 제대로 된 휴식과 충전이 이루어지지 않고 틀어진 턱관절로 인해 목과 어깨의 근육의 긴장이 그 쪽을 지나가는 신경을 누른 것이 아닌가 생각합니다.

환자분에게 세 가지 치료의 선택을 드렸습니다.

첫째, 소프트장치를 끼고 8주간의 근기능운동
둘째, 수면중에 끼는 템플리트와 8주간의 근기능운동
셋째, 악궁이 좁고 교합이 좋지 않으므로 악궁성장교정+근기능운동 환자분께서는 소프트장치와 8주의 근기능운동을 선택하셨습니다. 소프트장치를 끼게 되면 턱관절이 위턱뼈와 아래턱뼈가 만나는 부위에 일정 부분의 공간을 만들어주어 그 부분을 지나는 신경절의 눌리는 부위를 개선해 주고 턱관절이 바로 잡히면 근육의 밸런스가 잡히고 목과 어깨에 가는 부하가 줄면 그 쪽을 지나는 신경도 편안해 져서 손발과 팔다리가 저리는 문제가 해결된다고 생각합니다.

이전에는 턱이 덜덜덜 떨려서 강남의 유명한 치과에서 신경차단술 수술까지 받으신 분이 템플리트를 끼시고 많이 좋아진 경우도 있습니다.

여러 병원에서 치료를 받아보거나 명확한 치료법을 제시 받지 못하셨다면 서울비앤비치과에 와서 숨길과 교합과 턱관절의 관계의 밸런스를 잡음으로써 몸의 건강을 찾아보시기 바랍니다.

서울비앤비치과 김상환 원장의 삶과 깨달음 _ 제 13 장
양압기를 써본 적 있습니까?

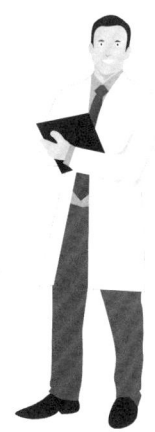

당신은 코골이나 수면무호흡에 양압기를 쓰고 계십니까?

나는 코골이나 수면무호흡에 양압기를 사용하고 싶지 않습니다. 수면무호흡을 진단받고 양압기 처방을 받아서 사용해 오시던 오OO님은 밤마다 인공호흡기를 쓰고 자는 것 같아 너무 불편해서 인터넷을 보다 우리 서울비앤비치과를 알게 되고 대전에서 찾아오셨습니다.

수면무호흡 치료에는 크게 네 가지가 있습니다.

네 가지는 다음과 같습니다.

첫째, 수술
둘째, 양압기
셋째, 구강장치
넷째, 근기능 얼굴 근육 운동

많은 사람들이 목젖을 잘라 내거나 비중격이 휘어있는 부분에 대한 수술을 하거나 혀를 앞으로 빼는 혀 전진술 등으로 수술을 합니다.

내 친구도 7년 전에 수술하고 너무나 아팠다고 합니다. 그리고 처음에는 좀 나아지는 것 같더니 얼마 안가서 다시 재발 하였다고 합니다. 정말 끔찍하게 아팠다고 합니다. 양압기도 사용하다가 출장도 많고 저녁에 걸리적 거려서 잠들기가 쉽지 않다고도 했습니다.

적응이 되니 어느 정도는 좋아졌지만 점점 압력도 올려야 하고 효과도 줄어드는 것 같고 불편해서 멀리하게 되었답니다. 대전에서 오신 오OO님도 양압기를 쓰시다가 다른 방법을 찾아 오셨습니다. 수면검사센터에서는 구강 장치를 잘 처방하지는 않습니다.

일단 수술이나 양압기가 빠르고 일시적인 효과가 좋기 때문이기도 하고 환자입장에서도 시간이 오래 걸리지 않는다고 생각하는 수술이 가장 쉬운 선택이 될 수도 있습니다.

물론 나는 치과의사라서 구강 장치를 권할 수도 있지만, 가장 편안하고, 효과적이고, 비가역적인 현상을 만들지 않으면서, 다른 부가적인 좋은 효과까지 같이 볼 수 있기 때문에 구강 장치를 권합니다. 부가적인 효과는 이갈이, 이악물기 방지, 그리고 잇몸 보호입니다.

구강 장치에도 두 가지 종류가 있습니다.

첫째, 안경처럼 잘 때만 끼는 숨길템플리트
둘째, 악궁의 자연스럽고 완전한 변화를 만든 DNA 장치

숨길템플리트로는 혀가 들어갈 입안의 공간을 넓혀 주어 혀가 편안하게 만들어주어 숨길을 넓히는 방식입니다. DNA장치는 후생유전학적인 관점으로 입안의 줄기세포들을 활성화하여 악궁을 전방과 측방으로 넓혀주는 장치입니다.

성인의 경우에도 위턱의 성장을 시키는 것이 가능하며 현재 그렇게 해서 수면무호흡 환자와 수술이 필요하다고 하는 아래턱이 나온 주걱턱 환자들과 중안모가 발달되지 않아 입이 나와 보이는 환자들을 치료하고 있습니다. DNA 장치의 효과는 비수술 안모개선과 안티에이징 효과와 더불어 숨을 잘 쉴 수 있도록 해주는 데 탁월합니다.

환자의 삶의 질을 바꾸어 줍니다.

당신도 지금 양압기를 사용하거나 수술을 통해 수면을 개선할 계획이 있다면 비가역적인 시술 이전에 서울비앤비치과의 전신 통합적 수면에 관련한 상담을 받아 보시기 바랍니다.

서울비앤비치과 김상환 원장의 삶과 깨달음 _ 제 14 장
우리 몸의 치유는 언제 일어나나요?

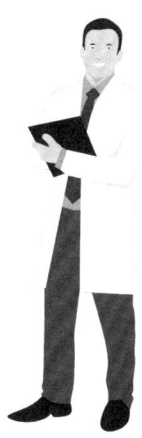

당신은 우리 몸이 어떻게 이루어져 있는지 잘 알고 계십니까? 우리 몸은 무엇으로 이루어져 있나요?

나는 우리 몸이 어떻게 이루어져 있고 입안에는 어떤 기관들이 있는지 매일 현장에서 보는 전문가입니다.

작은 세포들이 모여 장기를 이루고 기관을 이루고 있습니다.

생명으로서의 작은 단위는 세포입니다.

세포에게 가장 중요한 것은 무엇일까요?

바로 1.산소와 2.깨끗한 물, 그리고 3.영양분입니다.

세포들이 많이 활동한 후에 피로해진 상태를 회복하는 시간이

바로 잠자는 시간입니다.

　잠자는 시간은 결코 아깝거나 그냥 가는 시간이 아닙니다.

　활동을 통해 망가졌거나 치료가 필요하거나 회복이 필요한 부분을 수리하고 고치는 더없이 중요한 시간입니다. 수면이 중요한 이유입니다.

　시간도 중요하고 수면의 질은 더욱 중요합니다. 집중적으로 잘 산소가 공급되어 진다면 적은 시간으로도 충분히 회복 가능하기도 합니다.

　숨길이 잘 열려있어야 깊은 수면을 취함으로써 몸의 치유가 일어나는 것을 기대할 수 있습니다. 숨길이 좁은 사람은 오히려 잠이 들게 되면 의식적 호흡마저 끊겨버리기 때문에 잠자는 것을 오히려 두려워 한다는 보고도 있습니다.

　잠자는 시간, 수면시간은 너무나 중요합니다. 건강을 생각하는 사람이 수면을 빼놓고 생각할 수 없는 이유입니다. 잠을 잘 못 자는데 건강할 수 없습니다.

　자동차가 망가져도 수리해서 쓰는데 어찌 내 몸이 수리되고 회복되는 매일 매일의 잠을 소홀히 하겠습니까?

　우리 몸의 치유는 필요한 산소가 잘 공급된다면 깊은 수면을 통해 거의 모든 문제를 해결할 수 있습니다.

　그래서 수면과 숨길은 연결됩니다. 숨길이 넓고 잘 열려있어야 좋은 잠을 잘 수 있습니다.

숨길이 넓고 잘 열려있으려면 위턱 아래턱이 잘 발달하고 혀가 담길 입안 공간이 충분해야 합니다.

요즘의 아이들은 비염, 축농증, 아데노이드, 편도 등의 이유로 코로 숨을 잘 쉬지 못하고 이유기때 잘못된 삼키기 습관으로 인해 입으로 숨 쉬고 입술을 뒤로 당겨 악궁이 좁고 치열이 삐뚭니다.

입안공간이 좁고, 이렇게 자란 아이들은 위턱 아래턱의 발달이 약하고 숨길이 좁습니다. 어른이 되서 술도 먹고 살도 찌면 코골이 수면무호흡이 바로 생깁니다.

숨길을 열어야 합니다. 숨길을 열어야 깊은 수면을 할 수 있습니다. 깊은 수면을 해야 우리의 몸은 제대로 된 치유가 매일매일 일어납니다.

하루하루 살아가는 속에서 내 몸을 돌보는 것은 사치일 수도 있습니다. 하지만 돌봐야 합니다. 왜요? 내가 사랑하는 내 몸이니까요. 건강을 잃으면 다 잃는 거니까요.

내가 사랑하는 내 입안과 내 전신의 건강을 위해 전신통합치의학을 하는 숨길의사김상환을 찾아 서울비앤비치과로 오십시오.

깨닫는 만큼 건강과 마음의 평화를 얻고 누리게 됩니다.

서울비앤비치과 김상환 원장의 삶과 깨달음 _ 제 15 장
잠을 잘 잔다는 것은?

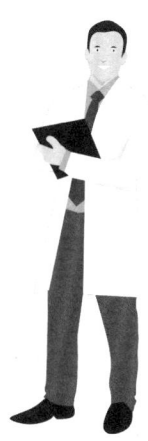

당신은 깊은 잠을 잘 자고 계십니까?

나는 매일 잠을 아주 잘 잡니다. 그리고 잠을 잘 자는 방법에 대해 잘 알고 있습니다. 잠을 잘 잔다는 것은 어떤 것을 말할까요?

(1) 잠을 자기 위해 누운 지 20분 안에 잠이 들어야 합니다. 그래야 불면증이 아닙니다.
(2) 잠이 들면 중간에 깨지 말아야 합니다.
(3) 어린이는 9시간에서 10시간, 성인도 최소한 7시간 정도는 시간

적으로 자야 합니다.

(4) 가슴이 답답하다거나 소변이 마려워서 일어나는 일이 없어야 합니다.

(5) 코골이나 이악물기 그리고 수면무호흡이 없어야 합니다.

(6) 산소공급이 원활이 일어나 몸이 완전 회복되는 리프레쉬 상태가 되어야 합니다.

(7) 아침에 일어날 때 상쾌한 몸과 정신으로 일어나져야 합니다.

(8) 낮에 졸립거나 피로하지 않아야 합니다.

(9) 몸에 만성적인 염증상태들이 구강을 포함하여 거의 없어져야 합니다.

(10) 번째 배에서 꾸르륵 소리가 안 나야 합니다.

우리의 수면 사이클은 1시간 반에서 2시간 주기로 얕은 잠과 깊은 잠을 반복합니다. 그래도 건강한 잠을 자는 사람은 중간에 꿈을 꾸더라도 기억하지 못하고, 다음 깊은 잠으로 빠져들기 때문에 중간에 깨어나거나 꿈이 잘 기억나지 않습니다.

배고프지도 않은데 배에서 수시로 꾸르륵 소리가 나는 경우가 있는데 이때 몸의 자연스러운 현상으로 여겨 신경 쓰지 않고 지나가는 경우가 많지만 위장 건강을 확인해 보는 것이 좋습니다.

이를 장음항진증이라고 하는데 이것을 유발하는 대표 질환 세 가지가 있습니다.

첫째, 과민성대장증후군
둘째, 크론병
셋째, 갑상선 기능 저하증입니다.

과민성대장증후군은 장운동에 이상이 생기면서 복통, 복부 팽만감, 변비, 설사를 유발하고 설사나 복부팽만 증상이 있을 때 배에서 유독 소리가 잘 납니다.

설사가 생길 때는 장에서 수분이 충분히 흡수되지 않아 물소리가 나고, 복부 팽만이 있을 때는 배출되지 않은 가스가 장 내에서 이동하면서 소리를 냅니다.

크론병은 만성 염증성 장 질환인데 장에 염증이 생기면서 장 통로가 좁아지는 경향이 있습니다. 그러면 음식물이 잘 소화되지 못하면서 가스가 차고, 설사도 생기면서 역시 배에 소리가 납니다.

갑상선 기능 저하증은 갑상선호르몬이 부족해져 몸의 전반적인 대사 기능이 떨어지는 질환으로 이와 함께 장운동이 느려지는 게 문제가 됩니다.

이 밖에 스트레스를 받아 장이 경련하거나, 당뇨약, 변비약, 소화제 등 위장 운동에 영향을 주는 약물을 과도하게 복용했을 때도 장음항진증이 생길 수 있습니다.

치과에서 진료를 하려고 누웠을 때 배에서 심하게 꾸루룩 소리가 나는 분들이 계십니다. 특히 마른 여성분들의 경우 심한경우가 있는데 이런 분들은 자신의 수면에 대해 좀 더 심도 있게 관찰하고 검사해 봐야 합니다.

입안의 청결상태는 좋아도 구조적인 문제를 가지고 있다면 입안 구조의 문제가 구강 주위뿐만 아니라 몸 전체에 어떤 증상을 나타내는지 우리는 알 수 있습니다.

지금 3개월 된 32세의 여자 환자분인 신OO님은 잠 자는 것이 편해졌고 몸이 가벼워졌다고 말합니다.

전에 다른 병원에서 발치 교정을 받고 몸에 균형감이 떨어진 이후에 어떻게 하면 다시 몸이 나아질까 고민하다 우리 병원에 내원했습니다.

지금은 숨길 교정을 동반하여 악궁을 넓히고 있고 전방으로 확장 중이며 근기능 운동을 같이 잘 병행하고 있습니다.

이제 신OO님은 전과는 전혀 다른 삶을 살고 있습니다.

당신도 수면에 대해서 다시 한번 점검하고 필요한 것이 있다면 나에게로 와서 상담받으십시오.

평온한 잠은 당신의 삶을 돌봅니다.

수면이 곧 건강이고, 건강이 곧 나의 경제적 자산입니다.

서울비앤비치과 김상환 원장의 삶과 깨달음 _ 제 16 장
당신의 잠은 편안하십니까?

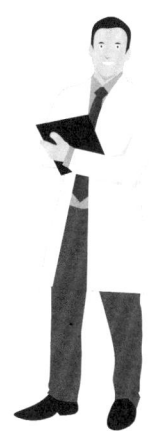

당신은 잠을 잘 잡니까?

나는 잠을 아주 잘 잡니다.

당신은 잠을 뭐라고 생각하십니까?

나는 한 때 잠자는 시간과 먹는 시간을 가장 아깝다고 생각한 적이 있을 만큼 자는 시간을 아까와 했습니다.

잠자는 시간만 아껴도 훨씬 더 많은 인생의 결과물들을 만들어 낼 수 있을 거라 생각한 것입니다.

그러나 이제는 잠자는 시간이야말로 우리에게 필수 불가결하게 인생의 한 부분임을 인식합니다.

잠자는 시간은 단순히 누워있는 시간이 아닙니다.

말 그대로 인생에서 가장 중요한 시간입니다.

낮 시간에 피로해진 육체와 정신과 마음을 모두 쉬고 치유하고 리모델링하는 성장과 성숙에 가장 필요한 시간입니다.

그런데 이 시간이 제대로 충실하게 행해지지 않으면 우리의 낮 시간의 활동은 모두 힘들어지게 됩니다.

건강은 물론이요 정신적인 부분까지 피폐해 집니다.

나는 치과의사로서 잠을 연구하게 되었습니다.

치과에 들어서는 분들 중에 잇몸이 아프다거나, 충치가 많으시거나, 치열이 좋지 않으시거나, 위산이 넘어와서 쓰리다는 분들은

대부분 제대로 잠을 들지 못하는 분들이었습니다.

잠만 제대로 자도 시린 이나 잇몸이 붓거나 이런 것들이 많이 사라집니다.

그래서 환자가 오면 제일 먼저 물어보는 질문이 '요즘 잘 주무세요?'입니다. 수면은 다음과 같아야 합니다.

첫째 - 어른도 잠은 6시간에서 7시간 정도 자야합니다.

둘째 - 자는 동안에 깨지 말아야 합니다. 소변을 보러 가고 싶어서든 목이 말라서든 모두 좋은 잠을 방해하는 원인이 되고 그럴 만한 이유가

있어서 깨는 것인데 이유가 좋은 이유는 아닙니다.

    셋째 - 누운 자리가 많이 뒤척거려 있지 않아야 합니다.

    넷째 - 일어나면 상쾌해야 합니다.

    당신의 잠도 이런지 다시 한 번 체크해 보시기 바랍니다.

    그렇지 않다면 수면전문가인 나에게 와서 지혜를 얻어 가시기 바랍니다.

서울비앤비치과 김상환 원장의 삶과 깨달음 _ 제 17 장
당신의 입안은 건강합니까?

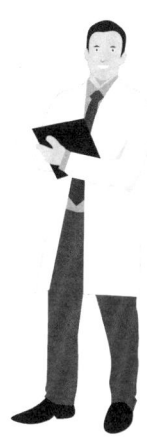

당신은 이가 많이 닳아 있지는 않으신가요?

나는 치과를 운영하며 치아가 닳아 있는 환자들을 나이와 관계없이 성별에 관계없이 너무나 많이 봅니다.

건강보험공단에서 통계를 낸 자료를 보면 치과질병 1위가 치주병이라고 하는데 내가 보기에는 치주병 보다도 치아마모가 훨씬 많은 것 같습니다.

5월에 인터넷 검색으로 서울비앤비치과에 내원해주신 안ㅇㅇ 님은 "이갈이가 심해서 그런지 아침에 턱이 너무 아프고 얼굴 비대칭이 점점 심해지는 거 같아요"

치아 상태를 보니 심한 이갈이로 치아가 많이 닳고 깨져 있었으며, 위 앞니가 아래 앞니를 많이 덮을 정도로 치아 교합이 무너진 상태이셨습니다.

또한 말씀하신대로 턱관절이 오른쪽으로 돌아가 있어서 얼굴의 비대칭도 보였습니다. 정밀검사를 위해 엑스레이를 찍고, 치아모형을 본뜨고, 서울비앤비치과에만 볼 수 있는 3D 입체 얼굴 사진을 찍었습니다.

진단 결과 안OO님은 치아의 높이를 높여서 교합을 회복할 필요가 있어서 전신통합적 치아 얼굴회복 치료를하기로 하셨습니다. 전신통합적 치아얼굴회복치료는 치아를 삭제할 필요없이 치아모형을 본 뜬 후 일주일 후에 치과에 다시 내원하셔서 치료를 받으시면 하루면 끝납니다.

또한 치료 후 바로 식사가 가능한 치료방법입니다. 치과계에서는 그동안 풀마우스라고 해서 치아의 높이와 잃어버린 구강높이를 회복하려면 모든 치아를 거의 삭제해야 하는 부담이 있었습니다.

이번에 시도하게 된 치료법은 세계적으로도 독일에서도 몇몇 분만이 한다는 테이블 탑이라는 방법으로 치아삭제 없이 레진이라는 재료를 이용하여 구강높이와 형태를 회복하는 획기적인 방법입니다.

정상적인 치아 높이를 가지게 되신 안OO님은 치료 후 적응이 안 되신 상태여서 조금은 어색해 하셨지만 일주일 정도 지내보신 후 다시 서울비앤비치과에 내원하기로 하셨습니다.

일주일 후 내원해 주신 안OO님은 얼굴 표정 부터가 밝아지셨고 " 아침에 일어났을 때 턱이 안 아파서 너무 좋아요. 이거랑 관련있는지 몰랐는데 이명도 없어졌어요, 신기해요. "

다시 교합 상태를 체크해 드리며 이런 저런 이야기를 나눴고 한 달 후에 다시 체크 받으러 내원해 주기로 하셨습니다.

안OO님은 눌려 있던 턱관절 디스크의 압박에서 해방되셔서 다음과 같은 효과가 있으셨습니다.

첫째, 턱관절 통증이 없어지셨습니다.
둘째, 팔자 주름이 펴져서 안티 에이징 효과도 보셨습니다.
셋째, 구강내 공간이 넓어져 호흡이 편해지셨습니다.
넷째, 이갈이가 줄어드셨습니다.

부모님의 치아를 한 번 유심히 봐 보십시오.
치아의 길이가 많이 닳고, 짧아져 있지 않나요?
어금니가 임플란트를 할 수 없을 정도로 낮아져 있지 않나요?
치아의 건강은 전신 건강과도 연관이 깊습니다.
구강이 내려앉으면 잠잘 때 혀의 공간이 없어져서 목뒤로 넘어가 숨길을 막아서 산소가 적게 들어옵니다.

산소가 적으면 고혈압, 당뇨, 고지혈증 등 심혈관계 질환이나 만성통증이 생기고 암에도 더 잘 걸립니다.

또한 교합이 맞지 않으면 턱관절이 비틀어지고, 머리를 떠받치는 목뼈가 휘고, 결국 척추도 휘며 몸의 균형이 깨집니다.

구강건강은 전신 건강의 척도입니다.

이악물기나 이갈이가 있고 턱관절이 좋지 않아 치아마모가 심해서 젊어서의 얼굴 높이를 잃고 안면의 노화가 일어나고 있다면 서울비앤비치과에 와서 전신통합적치료를 하는 숨길의사 김상환에게 구강상태를 종합적으로 검사받아 보십시오.

당신의 잃어버린 젊음과 건강을 찾아드리겠습니다.

서울비앤비치과 김상환 원장의 삶과 깨달음 _ 제 18 장

코를 고는 사람들의 특징은?

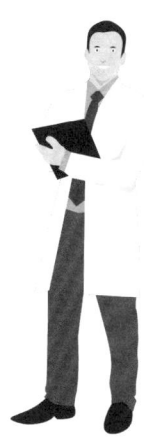

당신은 코를 고십니까? 수면무호흡이 있습니까?

나는 코골이나 수면무호흡을 하는 사람들을 치과에서 매일 봅니다. 그런 분들만의 특징이 입안에 많이 보입니다. 그러나 입안의 특징 이외에도 목의 두께라던 지 호흡하는 방법을 볼 수 있습니다.

코를 고는 사람들은 흉식 호흡을 하는 경우가 많습니다. 몸에 들어오는 산소가 부족하다보니 억지로 흉곽을 넓혀서 빨아들이는 양을 늘리려고 합니다.

그러다 보니 코와 목에 저항이 심해지고 연조직이 떨리면서

소리가 많이 납니다. 누워서 배로 숨을 쉬는 복식호흡을 연습하기만 해도 코골이는 많이 줄어듭니다.

숨은 배로 숨을 쉬어야 합니다.

그리고 숨은 코로 쉬어야 합니다.

흉식 호흡을 하면 가슴과 설골 주변의 목, 어깨, 얼굴 근육을 많이 사용하기 때문에 그 부분의 근육들이 쉽게 피로해지고 이런 이유로 목, 어깨, 얼굴 근육들이 늘 긴장하게 됩니다.

올바른 숨쉬기는 코로 숨 쉬고 배로 숨 쉬는 겁니다. 당신도 오늘부터 잠자리에 누워 하늘을 보고 배가 위 아래로 올라갔다 내려갔다 하는 것을 보며 배로 숨 쉬는 연습을 해 보십시오. 코고는 소리가 한 결 줄어들 것입니다.

서울비앤비치과 김상환 원장의 삶과 깨달음 _ 제 19 장

코골이와 수면, 그 상관관계

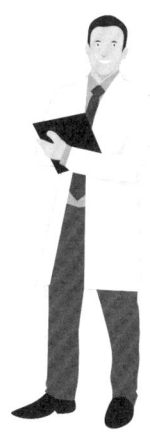

당신은 코골이의 문제에 대해 알고 계십니까? 나는 숨길의사로서 코골이의 심각한 문제들을 잘 알고 있습니다.

코골이의 문제점은 다음과 같습니다.

첫 번째 - 코골이 자체의 문제
두 번째 - 기숙학원이나 가정 또는 출장 중의 문제
세 번째 - 단체생활에서의 문제
네 번째 - 코골이에서 수면무호흡으로 연결되는 문제
다섯 번째 - 산소가 부족해서 오는 문제입니다.

산소가 부족하면 여러 가지 전신적인 문제가 생길 수 있습니다.

첫째 뇌가 산소를 많이 쓰는 기관이므로 뇌세포가 파괴가 일어날 수 있어 기억력이나 치매에도 영향을 줍니다.

세포에 산소공급을 원활히 하기 위해 심장이 펌프질을 더 해야 하고 결국 고혈압이 됩니다. 자는 도중에 심장이 빨리 뛴다는 것은 자면서 100미터 달리기를 하는 것과 같습니다.

그러므로 피로회복이 제대로 되지 않습니다.

또한 산소가 부족하면 혈관 벽에 생긴 상처 치유에도 산소가 필요한데 이것이 잘 공급되지 않으면 당뇨합병증에 의한 치료가 잘 이루어지지 않게 됩니다.

또한 성기능장애와도 연관이 됩니다.

따라서 우리가 만성질환이라고 부르는 고혈압, 당뇨합병증, 심혈관계질환, 뇌질환, 성기능장애등에 노출되므로 산소가 많이 들어오도록 해 주는 것은 무엇보다 중요합니다.

서울비앤비치과에서는 코골이의 경우 악궁을 확장시키는 근본적인 수면교정 이외에도 장치를 사용하여 저녁에 자는 동안에만 착용하는 코리템플리트를 만들어 맞춤형으로 보급하고 있습니다.

코리템플리트의 장점입니다.

첫째, 일본에서 틀니에 사용하는 식약청 허가에 통과된 특수재료이기 때문에 인체에 무해합니다.

둘째, 기존의 코골이장치들과는 다르게 제작 시 턱을 앞으로 빼지 않기 때문에 턱관절에 무리가 없습니다.

셋째, 자신의 치아형태를 그대로 복제해서 만들기 때문에 착용감이 편안합니다.

넷째, 어금니가 닳아있는 경우 아래턱 운동 시 어금니가 뜨도록 정교하게 제작하기 때문에 치아 보호작용도 있습니다.

다섯째, 양쪽으로 만들고 앞니 쪽을 풀어놓기 때문에 장치를 착용하고도 대화를 하거나 음료수를 마시는데 제약이 없습니다.

이런 이유로 기존의 코골이 장치보다 코리가 우수합니다.

당신도 코를 골거나 주변에 피해를 주거나 가족과 멀어졌다면 숨길전문 서울비앤비치과에 와서 상담 받아 보십시오.

서울비앤비치과 김상환 원장의 삶과 깨달음 _ 제 20 장
치아가 깨지거나 금간 치아가 많다면?

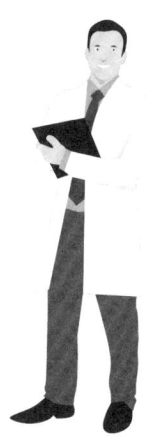

　당신은 치아가 금이 가거나, 잘 깨지는 이유에 대해서 잘 알고 계십니까?

　나는 치아와 잇몸, 수면과 호흡에 관련한 전문가입니다.

　우리 현대인들은 여러 가지 이유로 정신적 육체적 스트레스를 받으면 치아를 악물거나 꽉 다물게 됩니다. 어딘가에 집중할 때라면 더 그렇게 됩니다.

　책을 읽을 때도, 운동을 할 때도, 운전을 할 때도, 심지어 컴퓨터를 할 때나, 일을 할 때도 말입니다.

　이를 꽉 다무는 것은 여러 가지로 좋지 않습니다.

첫째, 치아가 큰 힘을 받아 압축력에 의해 금이 가거나 깨져 나가게 됩니다.

둘째, 치아가 닳아 나가게 됩니다.

셋째, 치아를 받치고 있는 잇몸이 짓눌려 뼈 파괴가 일어납니다.

넷째, 씹는 근육이 과활성화 되어 계속해서 턱이 커 보이는 사각턱이 됩니다.

다섯째, 자는 동안에도 씹는 힘이 엄청나게 커지게 됩니다.

우리 뇌는 자는 동안에는 전원이 꺼집니다. 말 그대로 무의식의 상태로 들어갑니다. 코골이나, 수면무호흡이 있거나, 입안에 혀가 담길 공간이 적으면 숨을 잘 쉴 수 있게 기도 확장 근육을 넓히려고 합니다.

이때 씹는 근육이 꽉 씹으면 기도확장 근육이 넓어지기 때문에 있는 힘껏 평상시에 물 수 있는 힘보다도 훨씬 큰 힘으로 다물게 됩니다. 뇌가 전원이 오프된 상태이기 때문에 통증이나 이런 것을 잘 느끼지 못하고 방어 기전이 무너집니다.

이렇게 강한 힘들이 지속적으로 작용하게 되면 위에 나열한 일들이 점진적으로 악화됩니다.

그러다가 단단한 음식을 잘못 씹거나 어디에 부딪히거나 하는 사건이 생기면 약해진 치아들이 깨져나가게 됩니다. 잇몸도 계속 나빠지다가 잇몸에 박힌 음식물 찌꺼기가 제대로 배출되지 않으면 세균의 작용에 의해서 몸 상태가 약화 되었을 때 붓거나 피가 나거나 하는 등 증상으로 나타나게 됩니다.

   입안에 피가 많이 나시는 분
   치아가 자꾸 깨져 나가시는 분
   혀 안쪽으로 뼈가 튀어나오신 분
   뺨과 혀에 이빨자국이 있으신 분

본인은 인지하지 못하고 있지만 수면에 문제가 있는 겁니다.
수면의 질이 떨어지면 전신적인 건강에 여러 가지 문제가 생깁니다.
심혈관계 질환, 치매, 만성염증, 고혈압, 당뇨, 고지혈증, 그리고 기타 등등 치료법으로는 예전에는 치아가 깨시거나 힘이 많이 가시는 분들에게 보톡스를 놓아 드렸습니다.
보톡스는 신이 내린 약물이라고 할 정도로 부작용도 없고 혹시 있다고 하더라도 6개월 이내에 다시 원상 복귀 된다고 하여 지금도 많이 쓰고 있습니다. 그러나 이제 나는 보톡스는 사용하지 않습니다. 이유가 있습니다.

첫째, 씹는근육의 작용은 줄일 수 있지만 수면하고의 역학관계를 보면 수면을 악화시킬 염려가 있습니다.

둘째, 인체에 무언가 합성물질을 넣는다는 것이 지금 내가 하고 있는 전신통합치의학의 관점과 맞지 않습니다.

보톡스도 해결의 방법이 될 수 있겠지만 보다 자연스러운 구강 장치나 수면교정을 통해 비수술적 그리고 자연적인 방법으로 수면도 자연스럽게 하고, 치아도 보호하고, 잇몸도 보호하는 치료를 받아야 합니다.

호흡과, 수면, 그리고 구강건강과 전신건강은 모두 하나입니다. 우리 몸은 나누어진 것이 아니고 하나이기 때문입니다.

서울비앤비치과 김상환 원장의 삶과 깨달음 _ 제 21 장

담석이 생겼더니 입안에 고름이 생겼어요

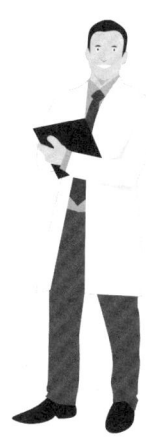

당신의 지금 입 안은 건강하십니까? 나는 입 안의 상태를 정말 유심히 봅니다. 입 안의 상태는 많은 것을 말해줍니다.

우리 몸에서 입 안과 입 주변은 몸 건강의 비상벨과 같습니다.

침이 적당히 나와서 촉촉해야 합니다. 치아주변에 잇몸도 튼튼해야 합니다. 우리 몸이 피곤하면 입 안이 헐고 입술에도 뭐가 나고 합니다.

내 생각에는 몸에서 밥도 먹지 말고 쉬라는 이야기로 보입니다.

담석은 왜생길까요? 칼슘대사와 연관된 몸의 일부가 고장이

나서겠지요. 담석이 생기면서 몸에 면역이 나빠지면 입 안에 약한 부위로 염증이 튀어나오기도 합니다.

먹는 것, 그리고 운동량, 그리고 수면의 상태가 지금 내 입안에 나타납니다. 잠을 제대로 자지 못하면 입에서 구취가 납니다.

나쁜 음식을 먹으면 몸은 염증 상태가 되고 면역이 나빠집니다. 그럼 나쁜 세균들이 증식하고 뚫고 나갈 곳을 찾다보면 입안에서 약한 부위에 고름을 만들어 밖으로 나오게 됩니다. 스스로의 자정작용입니다. 다만 우리가 그것을 불편하고 아프게 느낄 뿐입니다.

당신은 운동을 매일 하십니까?

정기적인 운동으로 허벅지 근육과, 척추 기립근, 그리고 가슴 근육을 단련해야 합니다. 동맥은 심장에서, 정맥은 근육에서라는 말이 있습니다. 바로 서는데 필요한 근육이 잘 갖춰지면 왠간해서는 병도 안 걸립니다. 피가 원활히 돌기 때문입니다.

혀 밑이 푸르스름한 분들이 있습니다. 혈액순환이 제대로 안 되시는 분들입니다. 지금 당장 거울을 보고 혀 아랫부분의 혈관이 푸르스름하다면 바로 운동을 시작하십시오. 운동은 땀이 나는 운동을 해야 합니다. 심장박동이 빨라지는 운동을 해야 합니다.

그냥 편하게 걷기는 경치는 즐길 수 있어도 좋은 운동은 아닙니다. 지금 당장 영양과 운동 수면을 생각하고 내 몸을 아끼십시오.

휘발유차에 경유를 넣으면 차가 어떻게 되겠습니까?

왜 나에게는 자꾸 나쁜 기름과 음식을 집어넣습니까?

내 몸이 잘 굴러갈 수 있겠습니까?

*당신은 호흡이 잘 되십니까? 어떤 근육을 사용합니까?

호흡하는데 쓰이는 근육은 무엇인가요?

당신은 흉식호흡을 하십니까? 복식호흡을 하십니까?

모든 운동에서 그리고 명상에서는 모두 복식호흡을 하라고 합니다. 복식호흡이 중요한 이유는 흉식호흡을 하게 되면 불필요한 근육들이 과하게 움직이게 됩니다. 스트레스를 받게 된다는 것이죠. 목 어깨 그리고 얼굴 근육까지 흉식 호흡을 할 때 움직이는 근육들은 쉽게 피로하게 됩니다.

호흡이란 폐의 크기를 늘렸다 줄였다를 반복하며 산소를 들이마시고 이산화탄소를 내뿜는 행동입니다. 앉아 있을 때나 서 있을 때나 우리는 호흡근을 이용합니다. 좋은 호흡 근육 운동은 횡경막이 위 아래로 움직이며 배가 들어갔다 나왔다 하는 운동입니다.

횡경막은 모든 근육이 붙어 있는 중요한 근육입니다. 횡경막이 움직여야 몸 전체가 건강해집니다.

가끔 턱이 아프다고 찾아오시는 분들이 있습니다. 이런 분들은 보면 턱관절이 아니라 턱 근육 특히 씹는 근육이 아파서 오시는 경우도 대단히 많습니다.

턱 근육은 왜 아프게 되는 걸까요? 십중팔구는 자는 동안 과도하게 수축하기 때문입니다. 스트레스를 받으면 이런 일이 생긴다고 하는데 우리가 평소 하지 않던 팔굽혀펴기를 하면 팔이 어떤가요?

막 아프고 얼얼하고 그렇지 않나요? 그런 것처럼 자는 동안 무리하게 꽉 다무는 행동이 반복되면 씹는 근육도 통증을 느끼게 됩니다.

우리의 몸은 공기가 지나다니는 비어있는 공간이 입으로부터 항문까지의 긴 관과 그 주변을 둘러싼 근육, 그리고 근육에 붙어있는 뼈와 그 뼈에 박혀 있는 경조직 이빨로 이루어져 있습니다.

모든 것은 시스템적으로 움직이고 가동됩니다. 당신도 온 몸의 근육들을 다스리고 이용하는 것을 통해 전신의 건강을 찾을 수 있습니다. 평생을 통한 근육 운동은 정말 중요합니다. 오늘부터 당장 시작하십시오.

서울비앤비치과 김상환 원장의 삶과 깨달음 _ 제 22 장

안면비대칭 수면문제를 겪던 20대 치료후기

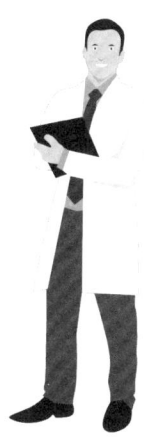

당신은 얼굴이 대칭입니까? 비대칭입니까?

나는 얼굴의 비대칭을 알아보고 개선하는 얼굴전문가입니다.

얼굴 비대칭과 수면문제로 작년 가을에 처음 내원한 20대 여성의 이야기입니다.

아버지가 우리 서울비앤비치과에서 돌출입과 얼굴비대칭을 주된 문제로 하여 얼굴과 악궁교정과 임플란트를 시작하셨습니다.

어느 날 따님도 얼굴비대칭이 걱정된다고 하여 데리고 오신 분입니다. 25세의 이OO 님은 5년전 동네에서 발치 교정을 받았

습니다.

그런데 치아는 고르게 되었지만 본인이 생각할 때, 얼굴이 비대칭이 점점 심해지는 것 같다고 했습니다. 얼굴 골격이 틀어진 채로 치아는 가지런하게 교정이 되어 질 수 있습니다.

턱관절이 틀어진 채로 치아는 가지런하게 될 수도 있습니다.

치아의 관점으로 바라보면 작게 볼 수 있습니다.

하지만 교정은 다음과 같은 관점에서 치료되어져야 합니다.

첫째, 얼굴 전체의 관점으로 바라보면 위턱과 아래턱의 골격적인 관계도 고려하는 교정을 해야 합니다.

둘째, 호흡과 숨길과 수면을 생각하는 교정을 해야 합니다.

얼마 전까지만 해도 성장이 멈춘 사춘기 이후나 성인이 된 후에는 윗 턱뼈를 성장시키는 게 불가능하다고 생각했습니다.

하지만 이제는 후생유전학이라는 새로운 개념 아래 치조골과 입천장 뼈에 있는 줄기세포를 자극하여 뼈를 리모델링하는 것이 가능합니다. 그래서 눈 밑에서 코끝까지 이르는 중안모라는 부위를 옆으로도 넓히고 앞쪽으로도 성장시킬 수 있습니다.

그래서 발치교정이나 수술이 아니고는 개선하기 어렵던 얼굴 변형까지도 잘 진단하면 바꿔줄 수 있게 되었습니다. 모든 경우가 되는 것은 아니지만 효과는 탁월합니다.

우리가 평생 살아가는 동안 우리 입안의 크기는 중요합니다.

입안은 혀가 담기기에 충분한 크기의 그릇이 되어야 합니다. 그러기 위해서는 충분히 잘 발달한 윗 턱뼈가 필요합니다. 그리고 잘 올라온 충분한 높이의 치아가 필요합니다. 자꾸 닳아나가서도 안됩니다.

입안이 넓고 혀가 충분히 들어가는 크기가 되었을 때 우리는 숨쉬기도 편안하고 얼굴도 바르게 성장하고 전신의 건강도 가능합니다.

치아의 교합 뿐만 아니라 얼굴의 바른 성장 그리고 호흡과 수면까지 생각하는 교정이 필요합니다.

수면교정과 호흡의 전문가인 숨길의사김상환을 찾아 서울비앤비치과로 오십시오.

당신의 삶을 바꿔드리겠습니다.

서울비앤비치과 김상환 원장의 삶과 깨달음 _ 제 23 장
당신을 위한 통합적 구강검사표

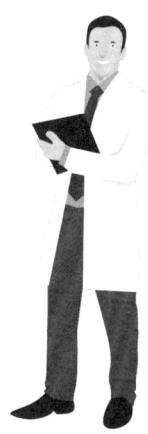

당신은 전신통합치의학에 대해 알고 계십니까?

나는 대한민국에서 전신통합치의학을 하는 치과의사입니다.

다음과 같은 증상들이 통합적 구강 상태와 연관되어 있다면 믿으시겠습니까?

통합적 구강건강 상태란 바로 이것입니다.

첫째, 코로 숨을 잘 쉬는 상태

둘째, 악궁발달이 잘 되어 광대와 위턱뼈와 아래턱뼈가 조화롭게 자란 상태

셋째, 혀가 들어갈 공간이 충분히 확보되어 구강내가 좁지 않은 상태
넷째, 윗니와 아랫니가 조화롭게 예쁜 치열을 이루면서 잘 맞물리는 상태
다섯째, 턱관절에 불편함이 없이 편안하고 좋은 상태

이런 통합적 구강건강이 깨진 사람들에게 나타나는 일반적인 증상들입니다.

- 코골이습관이 있고, 아침에 구강이 건조하다
- 이갈이습관이 있다
- 계속 여기저기 이가 시리다
- 혀 옆 부위에 치아 자국이 있다
- 잇몸이 내려가거나(잇몸퇴축)과 색깔이 충혈 되어 검붉다
- 턱에서 소리가나며(턱관절잡음), 입 벌리는데 한계가 있다
- 입 벌릴 때 좌/우측의 턱 중에 한쪽의 턱이 먼저 움직인다
- 아침에 두통, 턱 통증이 있다
- 아래 앞니가 위 앞니에 덮여 거의 보이지 않는다
- 충치와 부서지는 치아가 많다
- 혀 옆 부위에 치아 자국이 있다
- 입천장이나 혀 아래쪽에 튀어나온 골 융기부위가 있다
- 아랫입술 밑이 움푹 들어갔거나, 입꼬리가 아래로 쳐졌다
- 교정을 위한 발치를 한 적이 있다
- 아래턱 밑이 불룩하거나 이중턱이다

-다수의 치과치료를 했거나, 전신 중에 불편한 곳이 있다
-부정교합(비뚤어진 치아)이 있다
-수면 시 수면무호흡증이나 가슴이 답답해서 깨는 경우가 있다
-목, 어깨, 등허리 통증, 두통이 있다
-발기부전, 폐경후증후군이 있다
-고혈압, 심장병이 있다
-2형 당뇨병, 식후 복부팽창증상이 있다
-체중 증가, 올챙이배, 위산 역류의 증상이 있다
-주간 졸림증, 피로가 있다
-기억력 감퇴, 주의력결핍장애, 주의력결핍 및 과잉행동장애가 있다
-감기, 독감, 피부병이 잦다.
-수면검사 시 폐쇄성 수면무호흡증이 있다
-코막힘, 콧물, 따끔거리거나 근질근질한 목구멍증상이 있다
-거북목, 귀가 어깨보다 앞으로 나온 자세이다
-하룻밤에 한 번 이상 소변 보러 잠에서 깬다.
-굵은 목: 남성 >43cm, 여성 >38cm
-소화장애, 변비가 있다
-우울, 불안, 성마름 증상이 있다

이런 증상들이 대부분 사람들이 갖고 있는 또는 나이가 들어감에 따라 자연스레 생기는 것이라 생각합니다.

하지만 치아가 건강하고 통합적인 구강의 건강을 가지신 분들은 나이와 관계없이 건강에 아무런 문제없이 정말 말 그대로 곱

게 건강하게 늙어 가고 있음을 알 수 있습니다.

 우리가 보호해야 하는 것은 치아와 잇몸 그 자체이기도 하지만 숨길이 지나는 곳, 코와 기도와 혀의 공간 등 구강의 전체적인 구조를 보호해야 합니다.

 코로 숨을 쉬고 적절한 혀의 공간이 만들어진 구강을 가진 사람은 나이가 들어가도 건강을 쉽게 잃지 않고 젊음을 유지합니다.

 당신도 통합적구강점수표를 작성해보시고 문의 사항이 있으면 언제든지 전신통합치의학을 하는 서울비앤비치과에 문의하십시오. 무엇이 문제인지 해답을 드리겠습니다.

서울비앤비치과 김상환 원장의 삶과 깨달음 _ 제 24 장
수면교정이란?

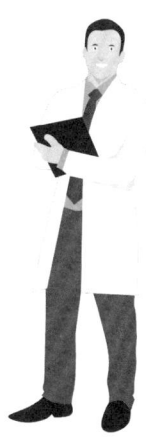

당신은 수면교정이란 말을 들어보셨습니까?

나는 수면교정의 전문가입니다.

사실 수면교정이라는 말은 별개 아닙니다. 수면과 교정치료의 관계를 나타내는 말입니다.

우리나라에 교정이 들어온 지 한 5~60년 정도 남짓 합니다. 먹고살기 어려웠던 시절엔 지금 같이 인스턴트 음식도 없었고 그저 논과 밭에서 나온 음식을 배불리 먹지 못했을 뿐, 엄마 젖을 먹고 자랐기 때문에 치열도 좋았고 악궁발달도 좋았습니다.

그런데 경제가 발전하고 서구화 되면서 치아가 삐뚤어진 아이

들도 많이 생겨나고 음식에 의해서 비염이나 축농증, 그리고 제왕절개율의 증가와 분유의 보급 등이 체형은 키웠는지 모르나, 아이들의 구강과 몸 전체의 건강을 약하게 만들어 버렸습니다.

나는 80년대 초반에 어머니를 따라가 치아를 빼고 교정을 받았습니다. 우리나라의 현재 교정의 근본은 거의 모든 학문이 그러한 것처럼 미국의 영향을 받고 있습니다.

미국에서의 교정역사를 보면 발치와 비발치가 아직도 논의되고 있습니다. 그만큼 어디에 답이 있는가를 보는 것은 정말 어려운 일입니다.

그런데 우리나라는 발치를 하는 것에 대해 크게 의문을 갖지 않는 미국의 방식의 교정이 도입되었습니다. 유럽은 조금 다른 방향으로 발전했다고 합니다. 발치보다는 악궁의 발달쪽으로 말입니다.

교정의 목적은 예전에나 지금이나 치열이 가지런해지고 안모가 더 보기 좋은 쪽으로 가도록 치열을 바로 잡아주는 겁니다.

그런데 세상의 가치가 점점 변해갑니다. 입안의 크기가 얼마나 인체의 건강에 중요한 요소인지 잘 몰랐던 시절이었습니다. 그러나 요즘은 입안의 크기와, 혀가 들어갈 공간의 중요성이 호흡과 수면이 연구되어 지면서 점점 화두가 되고 있습니다.

발치교정은 튀어나온 입을 들어가게 만들고 치열을 가지런하게 하는 데는 반드시 필요한 요소일 수도 있습니다.

그러나 치아가 삐뚤어지고 입이 튀어나온 원인을 알게 되면 일찍부터 얼굴 주변 근육의 변화와 올바른 근육 습관을 길러줘야 함을 알 수 있습니다.

성장 과정에서 두개저라고 불리는 얼굴의 윗부분은 만 5세 정도에 거의 성인의 90프로까지 자랍니다. 동양인은 이 길이가 서양인에 비해 앞으로 성장하는 것이 짧습니다. 유전적인 부분일 수도 있습니다.

이 길이에 따라 윗 턱뼈가 자라는 부분이 한계가 있습니다. 그래서 옆으로 많이 자랍니다. 그런데 코로 숨을 쉬지 못하면 중안모가 꺼지게 됩니다.

혀는 충분한 자리를 확보하기 위해 악골의 뼈를 돌출시키거나 뒤로 자라게 되거나 아래턱만 주걱턱처럼 자라게 만듭니다.

그동안 교정에서는 호흡이나 수면 문제에 깊이 관여하지 않았습니다. 지식도 정보도 많지 않았습니다. 튀어나온 입이 보기 싫다고 집어 넣는 것이 예쁘다고 생각했습니다. 미적인 기준은 사회나 시대의 통념이 작용을 합니다.

그런데 요즘 수면교정이라는 말이 나오기 시작합니다. 나는 5년 전부터 호흡과, 숨길, 그리고 수면에 대해 공부해 왔습니다.

교정과 선생님들이 이제 치아 교정에서 얼굴전체와 호흡영역으로 드디어 확장되기 시작했습니다.

환자들의 건강과 인체를 생각한다면 아주 바람직한 현상이라고 생각합니다. 어떠한 이유가 되었든 구강의 크기가 좁아지는 것은 건강에 불리합니다.

첫째, 치아를 발치하고 악궁의 크기를 좁히는 경우
둘째, 치아가 마모되고 닳아서 치아의 높이가 낮아지는 경우
셋째, 충치나 신경치료를 위해 치아에 보철물이 많아지는 경우
넷째, 혀가 평균치 이상으로 큰 경우
다섯째, 편도나 아데노이드가 큰 경우

이것들이 모두 혀가 좁은 입안에 갇히게 되는 경우입니다. 혀가 들어갈 충분한 공간이 있어야 우리는 코로 숨을 쉬기 편하고 잘 발달된 얼굴과 조화로운 치아의 교합관계를 가질 수 있습니다. 건강을 희생해서 주관적인 아름다움을 찾아야 할 필수불가결한 경우도 있을 수도 있습니다.

하지만 이제 교정이라는 분야가 단순한 치열 교정을 넘어 조화로운 얼굴을 만드는 교정, 그리고 얼굴을 넘어, 좋은 호흡과 좋은 숨길을 만들어주는 교정, 그래서 평생토록 건강을 유지하는 기본을 만들어주는 교정으로 발전해야 합니다.

이제 수면교정의 시대가 열렸습니다.

나는 대한민국 수면교정의 선구자이며 전문가입니다.
나에게로 와서 수면교정에 대해 들어 보십시오.

서울비앤비치과 김상환 원장의 삶과 깨달음 _ 제 25 장
수면치의학이란?

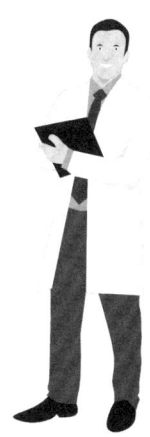

당신은 수면치의학에 대해서 알고 계십니까?

나는 수면치의학의 전문가입니다.

수면치의학이란 수면과 관련된 영역에 치의학적인 관점에서 연구하는 학문입니다. 치의학의 영역은 사실 크게 구강악안면영역과 구강 내의 치아와 잇몸과 혀 부분으로 나뉘어 있습니다.

많은 분들이 치과는 치아와 잇몸만 보는 곳으로 생각하시지만 실제로 안면 영역에서의 두개골 저로부터 목 위쪽의 영역에 대해서는 또 한 분야의 전문가라 할 수 있습니다.

치과의사가 수면에 대해서 관심을 가지게 된 것은 15년 이상

의 임상을 하다 보니 충치와 잇몸병 또 혀와 주변 입술 그리고 치열조차도 아이 때부터의 수면과 연관되어 있다는 것을 알게 되었기 때문입니다.

우리는 아이들이 입이 살짝 벌어져 있거나 베고 잔 베게에 침이라도 흐르면 귀엽다고 합니다. 하지만 사실 이것은 향후에 성장하면서 치열 부정교합이 되거나 얼굴이 바르게 성장하지 못하는 원인이 된다는 것을 정확히 알아야 합니다.

아이가 올바른 수면을 하고 있다면 다음과 같이 해야 합니다.

첫째, 입술은 꼭 다물고 잔다.
둘째, 코로 숨을 잘 쉰다.
셋째, 자꾸 잠들고 깨기를 반복한다.
넷째, 비염이나 이런 부분의 개선이 필요합니다.
다섯째, 혀의 소대가 짧지 않은지 봐야 합니다.
여섯째, 편도나 아데노이드가 부어있지는 않은지 봐야 합니다.

당신의 사랑스러운 자녀가 수면에 대해서 잘 이루지 못하고 있다면 나를 찾아오십시오. 어린아이 때의 수면습관과 수면의 질은 아이의 뇌와 전신의 성장과 관련이 많습니다.

습관교정과 근기능운동 그리고 브라켓을 붙이지 않고 악궁을 넓히는 치료를 통해 예쁘고 바른 얼굴로의 성장을 돕고 숨길을 넓히는 치료를 할 수가 있습니다. 나는 수면전문가로서 당신의 자녀를 도울 수 있습니다. 건강과 마음의 평화가 그 시작입니다.

서울비앤비치과 김상환 원장의 삶과 깨달음 _ 제 26 장
우리 몸이 존재하는 이유는?

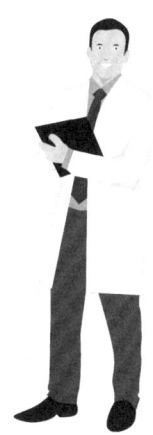

당신은 우리 몸이 존재하는 이유에 대해서 알고 계십니까?

나는 우리 몸이 존재하는 이유가 뇌를 살리기 위해서라고 한 번 생각해 보았습니다.

어떤 책에 이렇게 쓰여 있었습니다. 우리의 육체의 모든 활동은 사실 뇌를 살리기 위해서 활동한다라고. 우리의 손과 발 그리고 눈 또 다른 모든 부분이 존재의 이유가 뇌가 살아가기 위한 환경을 제공한다라는 것입니다.

말이 안 되는 것 같지만 우리의 모든 감정과 행동들이 뇌에서 출발한다고 보면 육체가 살아있기 위해서는 뇌가 살아있어야 하

고 뇌가 살기위해서 숨 쉬고 먹고 자고를 하는 것 같습니다.

뇌를 살리기 위해서는 무엇이 필요할까요?

첫째 산소입니다. 산소가 들어오지 않으면 뇌는 3분이내에 멈춰 버리게 됩니다. 혈액을 많이 상실하게 되도 숨이 멎는 이유가 혈액을 타고 들어와야 할 산소가 공급이 되지 않기 때문이죠.

그래서 뇌는 원래 우리 몸이 운동하는 것을 좋아합니다.

우리가 호흡하는 것을 통해서 산소가 들어오고 호흡 방식으로는 흉식호흡보다는 복식호흡을 통해서 코로 들어오는 산소가 훨씬 몸에 이롭습니다.

이유는 첫째 천천히 들고 나는 것을 통해 교감신경과 부교감신경의 조화를 만들어냅니다.

둘째 코로 들이 쉬어야 두개저를 흐르는 공기흐름을 만들어내 뜨거워진 뇌를 잘 식히는 조절이 가능합니다.

셋째 코로 들이쉴 때 부비동에서 만들어진 일산화질소가 함께 들어와서 혈관의 확장 및 염증조절에 도움이 됩니다.

두 번째로 포도당입니다. 뇌는 영양소로 오직 포도당만 이용합니다. 또한 오메가3 지방산 이런 것들이 견과류에 많다고 합니다.

세 번째는 목표입니다.

뇌는 목표를 달성했느냐 안했느냐 보다는 목표가 있느냐 없느냐에 따른 자극을 굉장히 좋아한다고 합니다.

네 번째는 휴식과 충전입니다. 수면도 여기에 포함이 됩니다.

우리가 2/3는 활동을 하고 1/3은 활동한 내용들을 정비하고 수리하는 잠이나 충전의 시간을 갖는 것을 원한다고 합니다.

그래서 이제부터 말씀드릴 부분이 호흡에 관한 것입니다.

당신들도 잘 보면 아이들이 평소에 입을 벌리고 있거나 잘 때 입을 벌리고 자서 베게나 침대 이불보에 침을 적신 것들을 많이 볼 수 있습니다.

아이들이 코로 호흡을 하는지 아니면 입으로 호흡을 하는지가 굉장히 중요한 사항입니다.

코로 숨 쉬는 게 힘들어 보이거나 잘 되지 않으면 어떻게던 습관과 방식을 바꾸어 주어야 합니다.

바른 얼굴을 가지고 건강한 몸을 가지기 위해서는 말입니다.

코로 호흡이 되지 않으면 부정교합도 생깁니다. 이것을 찾아보려면 유튜브에서 'TMJ AND AIRWAY'라는 동영상을 찾아보시면 됩니다.

그럼 왜 부정교합이 생기는 지에 대해서 아주 잘 나와 있습니다. 이갈이의 원인이기도 하고 턱관절 증상의 원인이기도 합니다.

당신도 우리 아이들 그리고 가족의 건강에 대해 깊은 관심이 있다면 나를 찾아와 나와 이야기 나누어 보십시오.

당신이 가지고 있는 건강지식에 업그레이드를 시켜 드립니다.

서울비앤비치과 김상환 원장의 삶과 깨달음 _ 제 27 장
전신통합치의학이란?

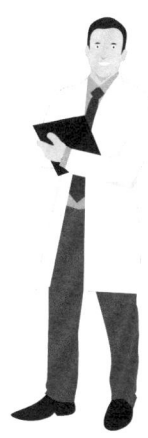

당신은 전신통합치의학에 대해 알고 있습니까?

나는 대한민국 1호 국제 전신통합치의학회 회원입니다.

치아와 잇몸 뿐 아니라 구강을 인체의 하나의 부분으로 생각하여 치아치료와, 잇몸치료, 그리고 턱관절 치료 등이 전신적인 문제와 어떻게 연과 되는지를 연구하는 전신통합치의학회 연구원입니다.

내가 좋아하는 프랑스 철학자 베르그송에 의하면 현대 과학 및 의학의 문제는 모든 걸 분절로 나누었다는 것입니다.

인체는 나뉘어져 있지 않습니다. 그런데 세분화, 전문화 되면

서 생겨난 것은 귀가 아프면 이비인후과, 아이는 소아과, 속이 안 좋으면 내과, 관절이 불편하면 정형외과 이런 식으로 모든 부분을 나뉘었다는 것입니다. 전문화가 필요한 경우도 있습니다. 하지만 인체를 바라볼 때 어느 한 부분이 문제가 되는 것이 다른 곳의 원인이 되어 나타나는 경우가 더 많습니다.

그 중에서도 또 팔, 다리, 어깨, 무릎 등 엄청나게 분화되고 한 곳이 아프면 원인이 어디서 시작된 것인지를 바라보기 보다는 문제가 되는 곳을 절단하고, 절제하고, 수술하는 째고 자르는 일이 수술이라는 이름으로 반복되어집니다.

양의학은 응급의학으로 분화되는 게 맞는 것 같습니다.

치과 역시도 양의학입니다. 통증이 있어서 응급하게 해결해야 하는 것이 아니라면 삭제하고 빼고 자르고 하는 것은 인체가 충분히 나을 수 있도록 시간을 주는 것이 필요합니다.

그러나 차분히 기다릴 수 있는 시간과 여유가 있다면, 이제 한의학처럼 인체를 하나의 구조와 에너지체계로 보고 전신통합적인 관점에서 바라봐야 할 것입니다.

실제로 잇몸 뼈가 파괴가 일어나는 경우가 허리를 삔 다음이라던가 잠을 충분히 자지 못했다라던가 집 안의 누군가의 죽음으로 큰 충격을 받았을 때 등……구조적인 문제가 아니더라도 정신적인 문제로 인해서도 마른 몸의 관계와 연관해서 오기도 합니다.

또한 한의학에서 고치(枯齒)라고 하여 치아가 메마른다고 하는데 분명히 치아와 잇몸에도 혈관과 신경이 지나가기 때문에 몸의 혈액순환에 장애가 생기거나 신경계와 자율신경계에 이상이 생겨도 통증을 느끼거나 급속한 잇몸파괴에 의한 병변이 생긴다 할 수 있을 것입니다.

우리 몸은 한 가지 요인으로만 병이 생기지 않습니다.

호흡, 턱관절, 교합, 세균, 수면, 운동, 영양, 정신상태 등의 많은 부분들이 하나의 통합적 관점에서 균형이 깨어질 때 병이라는 증상으로 나타나게 됩니다.

나는 전신 통합 치의학을 하기 위해 호흡 관련 전문교육, 자세학, 그리고 근기능운동학, 영양을 기반으로 하는 기능의학회 등에서 활동하고 있습니다.

내 몸의 균형을 위해 운동을 꾸준히 하고 있으며, 매일 먹는 식단과 이에 부족한 몸에 필요한 영양소를 아주 양질의 건강기능식품을 통해 만들어 가고 있습니다.

항상 긍정적이고 건강한 생각을 하기 위해 명상, 단월드, 요가, 랜드마크 등 좋은 자기수양 프로그램들을 수행하고 있습니다.

당신도 자신의 몸에 관심을 가지고 호흡, 턱관절, 교합, 세균

수면, 운동, 영양, 정신에 대해서 바라봐야 합니다.

우리가 스스로 몸을 치유할 수 있습니다. 우리 몸은 충분히 그러한 능력을 가지고 있습니다. 다만 기능이 약해지거나 상실되었을 때는 전문가의 도움이 절실히 필요합니다.

구조적인 문제가 생겼거나 회복하기 힘든 상태의 몸과 마음의 상태라면 전신통합치의학을 하는 숨길의사김상환을 찾아 서울 비앤비치과로 오십시오.

서울비앤비치과 김상환 원장의 삶과 깨달음 _ 제 28 장

여성의 수면호흡문제 증상과 해결법

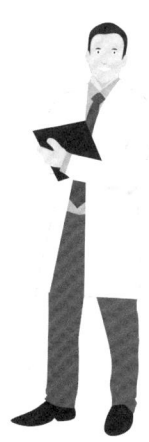

　당신은 여성으로서, 엄마로서 수면과 호흡 문제로부터 자유롭습니까?

　나는 수면과 호흡의 전문가로서 여성과 엄마들을 바라봅니다.

　치과를 운영하다보면 항상 환자의 안면부와 눈, 코, 귀, 입 그리고 입안의 혀와, 뺨, 치아와, 잇몸 등 매일 마주하는 부분을 관찰하게 됩니다.

　우리병원에 다니는 59세의 여성 백OO님은 항상 치아가 깨지고 잇몸에서 피가 나고 치아가 갈려 있어서 그런 치료를 주된 목적으로 내원하셨습니다. 이 분은 치과에 와서 수면제를 드시

고 잠들어야 하고, 항상 신경이 예민해져 있고, 감기에 잘 걸린다고 말해주셨습니다.

다양한 만성 질환을 가진 분으로 사실 수면이 잘 이루지지 않고 있음을 알 수 있는 입안과 얼굴의 증표들이 많이 있었습니다.

첫째 닳아있는 치아들
둘째 항상 부어있고 피가 나는 잇몸들
셋째 치아와 잇몸이 만나는 부위의 치아파절
넷째 혀와 뺨에 치아 흔적
다섯째 좁고 높은 입천장
여섯째 눈 밑에 다크 써클
일곱째 거무튀튀하고 초췌한 피부색

우리 병원에서는 숨길치료를 위해 두가지 장치를 이용합니다.

첫째는 숨길 템플리트라고 부르는 구내장치입니다. 이것은 마치 안경처럼 입안에 잘 때만 끼고 자는 장치입니다.

턱관절의 위치를 편하게 하고, 치아가 닳아서 갈리는 것을 방지하고, 코골이를 현저히 줄여 줍니다.

입안의 공간을 넓게 하여, 혀가 들어갈 공간을 충분히 만들어 주어, 산소가 자는 동안 원활히 들어갈 수 있도록 도와주고 이 장치를 끼고 잘 자게 되면 아침에 일어날 때 상쾌한 몸과 마음으로 일어날 수 있습니다.

둘째는 DNA장치라는 악궁 확장 장치로 짧게는 6개월 길게는 3년 정도 착용으로 좁아진 악궁을 넓히고 상하 악골의 위치를 재 정렬하여 숨길을 넓히는 장치를 씁니다. 이것은 근본적인 변화를 만드는 장치로 향후에 치아교정이 동반되는 경우도 있습니다.

백OO님은 숨길템플리트를 사용한지 1달 정도 되셨습니다.

잠도 푹 잘 주무시고 계시고, 무엇보다 본인이 느끼기에 아침에 일어났을 때, 턱이 아프지 않고, 이를 꽉 다물고 잔 느낌이 없어서 좋다고 하십니다.

아침에 일어날 때 몸이 정말 개운하다고 하십니다.

낯빛도 정말 밝은 톤으로 바뀌셨습니다.

코로 숨쉬기도 더 편해졌다고 하십니다.

많은 여성들과 엄마들은 본인에게 수면과 호흡 문제가 있는지조차도 모릅니다.

특히 코골이를 하지 않거나 함께 잠자는 사람이 없으면 더욱 그렇습니다.

스트레스나 통증과 관련한 수면 문제를 가지고 있는 사람이 너무나 많고, 특히나 나이가 많아 질 수록 이런 문제가 심해지기 때문에 실제로는 수면과 호흡에 문제가 있어도, 아무런 문제가 없다고 여기는 경우가 허다합니다.

우리는 이것을 진단되어지지 않은 수면과 호흡 문제라고 부릅니다. 여성들은 스스로 코골이 한다는 것 자체를 인정하고 싶어하지 않기도 하고, 실제로 코골이가 없는 상황에서도 수면과 호흡문제는 대부분 가지고 있다고 보는 것이 맞습니다. 실제로 여성분들은 두통이나 불면증 우울증에 대해서 이야기합니다.

수면이 적절하지 않은 경우 호르몬 불균형과 자율신경계에 전반적인 영향을 주기 때문에 우리 몸은

첫째, 만성피로
둘째, 근육통
셋째, 과민성대장증후군
넷째, 편두통과 같은 두통
다섯째, 턱관절질환
여섯째, 관절염
일곱째, 공황장애나 강박장애 같은 정신과적 문제

등과 같은 증상을 호소하게 됩니다.

잠을 푹 자지 못하고 중간 중간 깨어나는 것을 수면분절이라고 합니다.

수면분절이 많은 사람의 경우 수면과 호흡에 문제가 있습니

다. 이런 상태는 수면 중 충분한 휴식으로 정신과 육체가 회복되어져야 하는데도 불구하고 치유가 일어나지 않아 전신 상태에 여러 가지 좋지 않은 영향을 주게 됩니다.

엄마와 여성은 주로 자신의 몸을 특별히 돌보지 않고 가족들을 먼저 챙기는 경우가 많아 자신의 건강 상태에 대해 소홀한 경우가 많습니다.

엄마와 여성은 가정의 주축입니다. 자신의 몸이 이야기하는 것을 잘 듣고 수면과 호흡에 집중하여 나의 몸 상태가 어떠한지 꼭 체크 받아야 합니다.

수면과 호흡에 관련한 장치나 악궁 확장 숨길 교정 장치를 통해 올바른 수면과 호흡을 되찾고 건강을 회복해야 합니다.

수면과 호흡 숨길의 전문가인 나에게로 와서 상담 받으십시오.

서울비앤비치과 숨길의사 김상환 010-5034-5848입니다.

서울비앤비치과 김상환 원장의 삶과 깨달음 _ 제 29 장

푹 쉬는 수면의 5단계

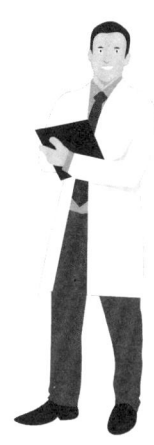

당신은 수면에 대해 잘 알고 계십니까?

나는 숨길과 수면의 전문가입니다.

수면의 단계는 보통 5단계로 나뉘어집니다.

첫째, 렘수면 단계
둘째, 스테이지 원
셋째, 스테이지 투
넷째, 스테이지 쓰리
다섯째, 스테이지 포

스테이지 원에서 스테이지 포로 갈수록 깊은 무의식의 수면 상태로 들어가는 것입니다. 깊은 수면에 빠진 상태에서는 무의식이라 할 수 있습니다.

렘수면 단계는 안구가 빠르게 움직인다는 뜻인데 깨어나기 직전의 상황입니다. 이때는 의식은 있지만 근육을 움직이는 힘은 거의 없습니다.

보통 우리가 몽유병이라고 부르는 상태는 렘수면 단계가 아니라 스테이지 쓰리나 포처럼 깊은 무의식에 빠진 단계에서 자기의 의지와는 별개로 몸이 움직이는 상태를 말합니다.

보통 렘수면과 깊은 잠에 빠지는 단계는 7시간 자는 동안 세 번에서 네 번 정도의 싸이클로 움직입니다. 약 1시간 반에서 2시간 주기라고 볼 수 있습니다.

수면에 대해서 알기 위해서는 몇 가지 용어들을 알아두면 쉽습니다. 수면잠복기라는 말은 잠들기 위해 자리에 누운 후에 실제로 수면에 빠지는 데 까지 걸리는 시간입니다.

정상적인 경우 20분 이내입니다.

수면효율이라는 말은 실제로 잠을 잔 시간을 잠자리에 누워 있던 시간으로 나눈 후 퍼센트를 내면 됩니다. 이것은 90프로 이상이 정상입니다.

수면각성은 잠자리에서 의식이 깨어나는 상황을 말하는데 이것은 하룻밤 잠에 5회 이내 일 때는 정상적이라고 합니다.

렘수면이 20~25프로 정도, 얕은 잠 단계가 40~60프로 정도, 깊은 잠 단계까지 25~40프로 정도면 정상적인 수면상태라고 할 수 있습니다.

가위눌림이나 꿈을 꾸는 단계는 렘수면 단계입니다.

수면무호흡과 저호흡의 관계에 대해서도 알아두면 좋습니다.

수면무호흡은 공기가 들어오지 않는 것이 10초 이상 지속된 상황을 이야기하고 이것이 1시간에 몇 회가 일어났는지를 파악합니다.

수면저호흡은 완전히 끊기지 않지만 90프로 이하의 호흡이 반복되는 상황을 이야기 합니다.

수면무호흡이나 저호흡 횟수가 많을수록 수면 시 깨어나거나 쪽잠을 자게 되고 저산소포화도로 인해 산소를 필요로 합니다.

또한 수면이 체력을 회복하는 시간임에도 불구하고 오히려 회복이 일어나지 않는 비회복성 잠으로 몸에 더 무리를 주기도 합니다.

수면이 제대로 이루어지지 않으면 흔히 이야기하는 만성피로증후군이나 기면증과 같은 일들이 일어납니다.

이것은 졸음운전으로 이어져 음주운전보다 더 무서운 졸음운전을 하게 만들고 일터에서의 생산성을 낮게 만드는 원인이 되기도 합니다.

긴 시점에서 관찰하게 되면 심혈관계 질환과 연관이 깊고, 고혈압이나, 당뇨 그리고 심근경색이나 동맥경화나 쇼크나, 치매, 그리고 성기능장애와도 깊은 연관이 있습니다.

수면무호흡을 가진 분들의 증상으로는 코골이나 호흡정지가 관찰되고 수면 시 자주 깨는 현상, 쉽게 잠들지 못하는 일, 야뇨, 그리고 비회복성잠 ,아침두통, 졸음 그리고 일상적으로 카페인이 들어가 있는 커피 등을 찾게 됩니다.

입안이 좁아진 분들, 예를 드면 교정 치료를 받으면서 발치한 경우, 치아 마모가 심해 입안이 좁아진 분, 그리고 상기도저항증후군이 있는 분들이며, 만성수면부족이나, 심한 감정기복, 혈액순환장애, 그리고 관절염 등과도 연관이 있습니다.

결국 산소의 부족은 염증과도 또 통증과도 무관하지 않습니다.

수면 중에 산소 부족은 기도를 넓히는 근육을 움직이게 하기 위하여 씹는 근육을 꽉 물게 되고 이것은 치아의 파절이나, 잇몸의 파괴, 또는 치경부 파절 등으로 나타나기도 하고 어린아이의 경우 깨진 치아의 표면에 충치가 잘 생기게도 됩니다.

수면은 우리의 활동한 몸을 되살리고 회복시키는 아주 중요한 삶의 한 일부입니다.

전체 삶의 3분의 1을 차지하는 아주 중요한 삶의 단계입니다.

이 수면이 원활하지 않을 경우 전체 건강에 치명적이고 만성적인 문제들을 만들 수 있습니다.

이러한 이유로 우리는 숨길과 수면에 더욱 관심을 가져야 하고 문제가 있을 때 방치하지 말고 개선해야 합니다.

당신도 수면에 문제가 있다고 느껴진다면 숨길의사김상환을 찾아 서울비앤비치과로 오십시오.

서울비앤비치과 김상환 원장의 삶과 깨달음 _ 제 30 장
교합이란?

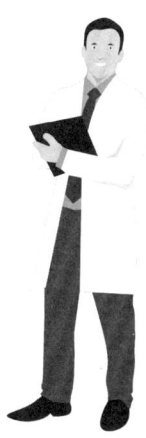

당신은 교합이라는 것에 대해 알고 있습니까?

나는 교합의 전문가입니다.

교합이라는 것은 치열과는 조금 다른 개념입니다.

치아가 윗 치아와 아래 치아가 물리는 관계입니다.

유치의 교합이 있고 유치와 영구치가 혼재하는 혼합치열기의 교합이 있고 또한 성인이 된 후의 영구치 교합이 있습니다.

어느 한 순간 중요하지 않은 때가 없습니다.

교합은 마치 바퀴가 10개 이상 있는 트럭의 바퀴 정렬과 같습니다. 신이 인체를 만들 때 이러한 것들이 잘 맞도록 설계해 주

셨습니다. 이미 엄마의 뱃속에서 입안의 뼈의 크기와 치아의 크기, 그리고 위 아래 관계가 잘 맞도록 설계되었습니다.

물론 요즘은 환경적인 이유로 선천적으로 치아가 없는 경우들도 꽤 있습니다. 교합이 중요한 것은 정신건강 육체건강의 필수이기 때문입니다.

교합이 좋은 아이들은 어려서부터 정서적으로 육체적으로 건강하게 자랍니다. 방송에 나오는 매력 있는 연예인이나 스포츠 스타를 보면 한 결 같이 교합이 좋습니다.

교합이 좋은 사람은 얼굴의 대칭성이 좋습니다. 성형외과 의사선생님들도 얼굴의 대칭 정도가 아름다움과 밀접히 연관되어 있다고 합니다. 균형 잡힌 얼굴은 건강하고 아름답습니다.

교합이 좋으려면 어려서부터 코로 숨을 잘 쉬어야 합니다.

코로 숨을 잘 쉬어야 하는 이유는 다음과 같습니다.

첫째 코로 숨을 쉬어야 우리의 뇌가 잘 식습니다. 마치 자동차의 에어쿨링시스템과도 같습니다.

둘째 코로 숨을 쉬어야 부비동에서 발생하는 일산화질소가 폐를 통해 혈관으로 들어가 혈관확장 그리고 항염증반응을 일으켜 피가 잘 돌게 합니다.

셋째 코로 숨을 쉬어야 입을 다물게 되고 그래야 악궁이 잘 발달합니다.

넷째 코로 숨을 쉬어야 안면의 근육이 올바로 자라게 됩니다.

교합이 좋은 사람은 운동능력뿐만 아니라 정신건강, 집중력, 뇌기능도 건강합니다.

교합이 좋지 않은 경우는 반드시 교정을 하는 것이 좋습니다.

교정을 하더라도 발치교정보다는 비발치교정을 해야 더욱 건강한 삶을 평생 누릴 수 있습니다.

발치는 정말 많은 고민과 고려를 해보아야 합니다.

비발치로 교정을 하고 나서 발치를 고민해도 됩니다. 치아를 빼는 것을 쉽게 생각해서는 안 됩니다.

나 역시 작은 어금니 4개를 빼고 교정을 했고 내 아내도 그렇게 교정해 주었지만 나이가 들어가며 건강에 대해 더욱 주의하며 살아야 합니다.

교합을 좋게 하기 위해서 우리는 할 수 있는 모든 방법을 생각해야 합니다. 그것이 교정이던 그것이 수술이던 그것이 근육운동이던 교합은 한 사람의 일생을 통해 너무나 중요한 부분입니다.

교합이 잘 맞는 사람은 턱관절도 잘 맞습니다.

턱관절이 잘 맞는 사람은 경추도 바로섭니다.

척추가 바로 선 사람은 건강합니다.

우리 몸 모두는 하나로 연결되어 있습니다.

치아의 교합을 빼고 건강을 이야기하기 힘든 이유입니다.

바퀴의 축이 틀어진 차를 타고 달리면 차가 달리기는 하겠지만 얼마 가지 않아 삐걱거릴 것이고 여기 저기 문제를 일으킬 것입니다.

치아의 교합은 그런 것입니다.

치아의 교합이 맞지 않는다는 것은 충치도 잘 생기고, 잇몸도 잘 나빠지고, 턱관절도 잘 망가지며, 몸이 틀어지고, 그로 인해 혈액의 흐름이나 신경의 전달, 내부 장기의 기능도 원활하기 어렵고 구조적으로도 관절염이나 어깨부상 등 정형외과적인 문제도 잘 생깁니다.

우리의 몸은 하나로 연결되어 있습니다.

치과의사가 이야기하는 교합에 대해 귀 기울여 들으십시오.

그리고 전신통합치의학자인 나를 찾아오십시오.

서울비앤비치과 김상환 원장의 삶과 깨달음 _ 제 31 장

몸에 좋은 세균이란?

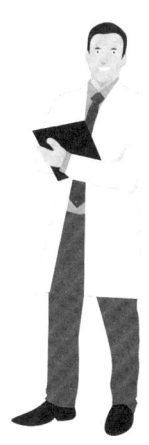

당신은 프로바이오틱스 유익균에 대해서 알고 있습니까?

나는 오래 전부터 입안과 장내의 세균 중 유익균에 대해 공부하고 연구해왔습니다.

모유에서 추출한 락토바실러스 루테니라는 유익균이 만드는 루테린이라는 성분이 함유된 영양제를 처방합니다.

바이오가이아라는 상품명을 가진 이 유산균은 스웨덴에서 만들어졌으며 구강점막과 장까지의 우리 몸의 좋은 세균들을 만들어줍니다.

이 영양제를 먹으면 다음과 같은 분에게 효과가 있습니다.

첫째, 구취가 있으신 분
둘째, 잇몸에서 피가 나시는 분
셋째, 혀에 백태가 있으신 분
넷째, 충치가 잘 생기는 아이들
다섯째, 임플란트나 보철물이 많아 입안이 텁텁하신 분
여섯째, 장이 안 좋으신 분
일곱째, 비염이 있으신 아이들

약국에도 없고 일반 병원에도 없고 오직 치과에서만 판매됩니다. 당신도 구강에 대해 잘 관리 하고 싶다면 서울비앤비치과가 제공하는 다양한 치료프로그램 및 영양과 관련된 유익균까지 챙겨보십시오.

서울비앤비치과에서 인체의 밸런스와 아름다움을 찾아 건강과 마음의 평화를 누리게 됩니다.

서울비앤비치과 김상환 원장의 삶과 깨달음 _ 제 32 장
건강하고 싶은 당신을 위한 실천법

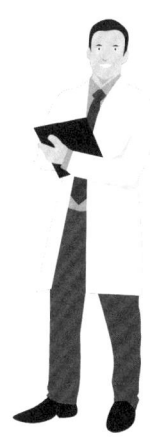

당신은 평소 건강에 대해서 얼마나 실천하고 계십니까?

나는 건강을 지키기 위해 많은 것을 지키고 실천하고 있습니다.

사람이 건강하려면 타고날 때 건강하게 타고 나는 것도 중요합니다. 하지만 그 이후에 후천적 환경적 요인이 80~90% 이상 더 중요합니다.

후천적 환경적 요인이란 숨, 물, 밥, 잠, 똥 그리고 운동으로 바꿀 수 있습니다.

숨이란 코로 잘 숨 쉬어야 합니다. 입은 말하고 밥 먹는데 사

용하는 기관입니다. 결코 숨 쉬는데 입을 사용해서는 안 됩니다.

만일 평상시에 우리 아이가 입을 벌리고 숨을 쉬고 있다면 입술주변과 혀 그리고 안면근육 운동을 통해 코로 숨 쉴 수 있도록 바꾸어 줘야 합니다.

물은 우리 인체의 70프로를 차지할 만큼 중요한 성분인데 어떤 물을 먹느냐 하루에 얼마만큼을 먹느냐도 굉장히 중요한 문제입니다.

물은 미네랄이 포함된 것이 좋으며 특히 우리 몸에 필요한 성분이면서 작용을 하는 게르마늄 같은 것이 들어있는 물이 좋고 산소가 많이 들어있는 활성수도 좋습니다.

또한 매일 24킬로그램 당 1리터의 물을 먹어야 한다고 합니다. 성인의 기준으로는 2리터 정도가 적당합니다. 너무 많은 3리터 이상의 물도 좋지는 않습니다.

잠은 하루 평균 아이의 경우 8~10시간 그리고 성인도 6~8시간의 수면 시간이 필요합니다. 그리고 코골이가 없어야 하고 수면무호흡이 있으면 안 되며 아이나 성인 역시 자는 동안 입을 벌리지 않는 것이 좋고 그렇다고 하면 마찬가지로 입술주변과 혀 그리고 안면 근육의 운동이 필요합니다. 이갈이나 코골이가 있다면 장치를 사용해서 예방하는 것도 방법입니다.

밥은 우리가 먹는 모든 음식 그리고 음료수를 포함합니다. 입에 맛있는 것들은 대부분 몸에 좋지 않습니다.

술, 담배, 커피, 그리고 많은 페스트푸드 음식들, 인공조미료, 합성감미 음료수 등등 이런 것들을 줄이고 자연 그대로에서 나온

채소, 야채, 견과류, 생선, 잡곡 등 자연이 우리에게 준 그대로 많이 먹는 것이 중요합니다.

우리 몸을 움직이게 하는 칼로리가 있고 우리 몸의 신진대사를 책임지는 영양소가 있습니다. 영양소가 충분히 공급되지 않는다면 영양제를 보조적으로 사용하는 것도 필요합니다.

똥은 말 그대로 배변입니다. 아이나 어른이나 황금색의 변을 늘 보아야 합니다. 횟수도 1번 보다는 두 번 세 번을 보는 것이 좋습니다. 뱃속이 깨끗해야 독소가 체내에 쌓이지 않고 바로 바로 회복됩니다. 변비가 있거나 설사가 있다면 이것은 정상이 아닙니다.

개선해야 합니다.

운동은 아무리 말해도 지나치지 않습니다. 우리 몸에 큰 순환계 중에 하나가 림프계인데 이것은 근육의 밑에 있으면서 근육이 조여질 때 그 힘에 의해 배출되는 하수구와 같습니다.

따라서 운동을 해서 몸을 움직이고 근육을 움직여야 림프의 흐름이 원활해집니다. 또한 얼굴 근육의 운동은 입술주변, 혀,

그리고 뺨, 안면근 등 많은 근육들이 있는데 이것들이 조화롭게 움직여야 치아도 바르게 유지되고 안면도 비대칭 없이 예쁘게 자라게 됩니다.

우리가 건강하기란 사실은 쉽기도 어렵기도 합니다.

현대인의 생활이 건강과 점점 멀어지게 만들었고 그것을 다시 의학과 의료라는 것에 의존하게 되었습니다.

정말로 활기차고 건강한 삶을 원한다면

1.숨 2. 물 3. 밥 4. 잠 5. 똥 6. 운동

이 여섯 가지에 집중하고 항상 나를 돌봐야 합니다.

돈을 잃으면 조금 잃는 것이고,

친구를 잃으면 많이 잃는 것이고,

건강을 잃으면 전부 잃는 것이라고 합니다.

건강에 관심이 있고 건강을 유지하고 싶고, 잃어버린 건강을 다시 찾고자 한다면 건강 전문가인 전신통합치의학을 하는 나에게 찾아오십시오.

당신과 당신 가족의 건강을 책임지겠습니다.

지금 나에게로 와서 건강의 지혜를 배우십시오.

깨닫는 만큼 얻고 누리게 됩니다.

서울비앤비치과 김상환 원장의 삶과 깨달음 _ 제 33 장

김상환에게 어린이날이란?

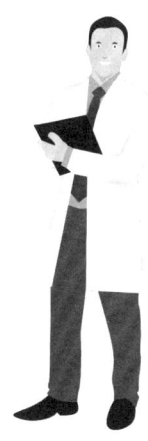

당신은 당신의 자녀에게 얼마나 많은 관심과 배려를 가지고 계십니까?

나는 나의 태도와 모습을 늘 반성하며 아이를 대합니다.

어린이날은 어떤 날로 시작했을까요?

어린이날이 1년에 한 번 아이에게 선물을 주는 날일까요?

어린이날의 시작은 '사람은 곧 하늘이다'라는 '인내천' 사상에서 비롯된 아이 존중 사상의 첫걸음이었다고 합니다. '아이들도 하늘처럼 귀하게 여기고 받들자'에서 시작되었습니다.

내가 꼭 이 페이지에서 당부하고 싶습니다.

첫째. 아이를 제발 내 것이다라고 생각하지 말아주세요
둘째. 아이를 내 맘대로 해도 된다 생각하지 말아주세요
그리고 이것을 부모의 교육이라 말하지 말아주세요
제발 아이들을 하늘처럼 귀하게 여겨주세요
내가 잘 모르는 처음 보는 귀한 손님처럼 대해주세요.
셋째, 비교, 평가, 판단하지 말아주세요
넷째, 내 기분대로 아이들을 대하지 말아주세요
다섯째, 아이들의 미래를 내가 이끌려 하지 말아주세요
여섯째, 부모가 먼저 아이에게 바라는 모습을 가져주세요

나는 내 아들뿐만 아니라 이 나라의 어린이들을 너무나 사랑합니다. 병원에도 어려서부터 습관교정을 위해 다니는 어린 친구들이 있습니다. 이 아이들이 몸과 마음이 변해가는 것을 지켜보노라면 세상 근심이 모두 없어집니다. 그리고 너무나 보람됩니다. 그리고 다짐합니다.

당신의 자녀가 예쁘지 않은 얼굴과 치열로 변해가고 있다면 지금 서울비앤비치과로 데리고 오십시오. 숨길의사김상환이 전신통합치의학의 관점에서 진단하고 상담해서 잘 자라도록 돕겠습니다. 우리 아이들은 대한민국의 미래이자 우리들의 희망입니다.

서울비앤비치과 김상환 원장의 삶과 깨달음 _ 제 34 장
당신의 코치는 누구입니까?

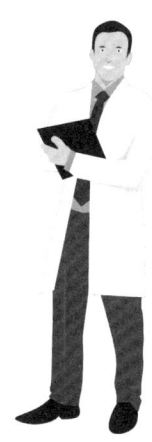

당신은 살아가면서 주변에 어떤 코치들이 있습니까?

나는 각 분야별로 뛰어난 코치들을 많이 두고 있습니다.

"왕후장상의 씨가 따로 있는가?"

예전에 국사 시간에 배운 망이망소이의 난 을 일으킨 주역들이 했던 말이랍니다.

나는 '왕후장상의 씨'는 따로 없다고 생각합니다.

하지만 '왕후장상의 코치'는 따로 있다고 생각합니다.

어린 시절에 봤던 박봉성이라는 분의 만화에 이런 것이 있었습니다.

형사와 강도가 비가 억수로 퍼붓던 어느 날 쫓고 쫓기는 추격전을 벌이던 어느 날 ,공교롭게도 형사의 아내와 강도의 아내는 같은 산부인과에서 아이의 출산을 기다리고 있습니다.

빗속에서 강도는 도망치다 형사의 총에 맞아 사망하게 되고 하늘의 운명 같은 장난처럼 산부인과에서 태어난 형사와 강도의 아이가 병원의 실수로 뒤바뀌게 됩니다.

결국 형사는 강도의 아들을, 강도의 아내는 형사의 아들을 성인이 될 때까지도 그런 사실을 모른 채 키우게 되죠.

형사는 그 이후 죄책감에 일을 그만두고 사업을 해서 크게 성공하고 아들을 남부럽지 않게 키웁니다.

강도의 아들이 되어버린 실제 형사의 아들은 늘 학교에서나 사회에서 말썽부리고 항상 감방을 드나드는 건달이 되죠.

만화이고 소설이니 우연이겠지만 나중에 두 아들이 같은 고등학교를 다니게 되고 하나는 모범생으로 하나는 건달로, 그렇게 세상은 두 사람을 역시 '피는 못 속여' 라는 말로 평가합니다.

산부인과에서 폐업을 하게 되면서 차트를 정리하다가 두 아이가 바뀐 걸 알게 된 간호사를 통해 진실을 알게 된 부잣집 아들은 자신의 정체성 때문에 혼란에 빠지게 되고……

이런 내용의 만화였습니다.

나는 '피는 못 속여' 라는 말도 중요한 부분이라고 생각합니다. 엄마 아빠의 유전자를 당연히 닮을 수밖에 없지요. 그러나 자라나는 환경이 그보다 훨씬 큰 영향을 준다고 생각합니다.

예전엔 유전자가 90프로 이상이고 나머지가 환경이라고 생각했습니다. 그러나 이젠 '후생유전학'이라는 학문이 발전하면서 유전적인 영향은 10~20프로 미만이고 그 이후에 자라는 환경 즉 엄마 아빠와의 정서 상태 받는 교육, 감정교육, 그리고 음식, 토양, 물, 호흡 등 생활 습관과 관련한 것들이 얼굴성장은 물론 정신까지도 영향을 준다는 것을 밝혀가고 있습니다.

'왕후장상의 씨'는 따로 없습니다. 그러나 '왕후장상의 코치'는 따로 있습니다.

사업하는 부모를 둔 자녀들은 사업가의 길을 압니다.

운동하는 부모를 둔 자녀들은 운동 잘하는 법을 압니다.

모두가 그런 것은 아니지만 집안 분위기가 얼마나 많은 영향을 주는 지 알 수 있습니다.

대기업 총수의 자녀들이 정말 사업가의 씨를 받았을까요?

그들은 어려서부터 훌륭한 사업스승들에 둘러 쌓여 사업가로서의 기초를 배웠을 겁니다. 만일 우리가 그 총수 집에 양자로 들어가서 살았다면 우리도 그런 유전자가 몸에 새겨 지지 않았을까요?

역사 시대의 우리 왕들도 훌륭한 스승들에 둘러 쌓여 왕이 되는 방도와 예법을 배웠을 겁니다.

우리가 살아가면서 어떤 코치를 만나느냐에 따라서 우리의 인생은 바뀝니다.

우리가 살아가면서 부모로서 어떤 코칭을 하느냐가 우리 아이의 인생을 바꿉니다.

당신도 훌륭한 코치를 만나시기 바랍니다.

당신이 자녀의 훌륭한 코치가 되시기 바랍니다.

나는 훌륭한 개원코치입니다.

나는 훌륭한 자녀코치입니다.

나는 훌륭한 숨길코치입니다.

첫째, 개원에 관련해서
둘째, 자녀교육에 관련해서
셋째, 숨길과 바른 얼굴성장에 관련해서 내게 와서 코칭 받으십시오.

당신의 삶과, 당신 자녀의 삶과, 건강과 정신을 올바르게 자랄 수 있도록 도와드리겠습니다.

서울비앤비치과 김상환 원장의 삶과 깨달음 _ 제 35 장

자녀의 동영상을 여기로 보내주세요

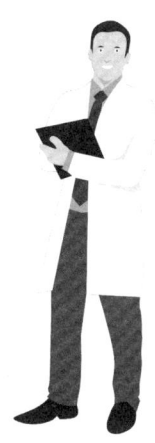

　당신은 아이를 매일 관찰하고 사진 찍고 동영상을 찍지 않으십니까?

　나는 시간이 날 때마다 우리 아내와 아들의 사진을 찍고 동영상을 찍고 관찰합니다.

　사랑하는 자녀의 잠자는 모습, 그리고 밥 먹는 모습, 그리고 가만히 무언가를 할 때의 동영상을 찍어 보내주세요.

　그리고 아이의 치아 정면사진 옆면사진과 함께, 현재 먹는 음식 일주일 식단, 그리고 아이의 운동량, 그리고 현재 가지고 있는 증상이나, 최근에 앓았던 질병을 적어 보내주세요

그리고 바라는 점. 건강에 관한 것, 장래희망, 등등……. 적어 보내주시면 제가 코칭이 가능한 것을 모두 해드리겠습니다.

그리고 어떻게 해야 올바른 얼굴성장이 가능한지 건강을 문제없이 지켜갈 수 있는지 알려드리겠습니다.

서울비앤비치과 김상환 원장의 삶과 깨달음 _ 제 36 장
당신은 충치가 잘 생깁니까?

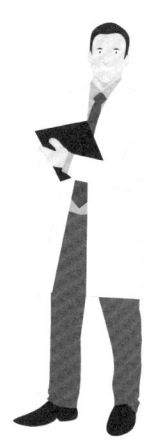

당신은 치아는 건강합니까?

나는 치아의 관계에 대해서 늘 생각합니다.

오른쪽 아래 치아 통증으로 처음 찾아온 20대의 한OO님입니다. 오른쪽 아래 맨 뒤 어금니가 충치가 생겨서, 사랑니를 발치하고 앞에 치아를 신경치료하고 크라운으로 마무리 하였습니다.

이미 예전에 왼쪽 아래 맨 뒤 치아도 충치로 신경치료하고 씌운 경험이 있습니다.

왜 맨 뒤 치아만 이렇게 자꾸 썩을까요?

거기만 양치가 안 되서 그럴까요?

오른쪽 위에 맨 뒤 치아랑 사랑니도 썩었습니다. 우리 치아는 각자가 모두 하는 일이 있습니다. '각유일능'이라고 각각이 개별의 능력이 있다는 한자성어와 유사합니다.

앞니로는 음식을 베어 먹거나 잘라먹는 일, 이외에도 송곳니까지의 역할은 양쪽으로 턱을 움직일 때 옆으로 움직이는 힘에 약한 어금니를 보호하게 됩니다.

어금니는 수직적인 힘에는 잘 견디지만 좌우로 흔드는 힘에는 굉장히 약합니다. 우리가 치아를 뺄 때 좌우로 흔들면서 빼는 것이 치아가 쉽게 빠지는 이유기도 합니다.

송곳니와 앞니가 제 위치에서 닿지 않는 분들은 어금니가 잘 썩거나, 충치가 잘 생기거나, 일찍 잇몸이 망가지는 경우를 많이 볼 수 있습니다. 치아에 가해지는 힘이 많이 분포하기 때문입니다.

송곳니와 앞니는 자기 위치에서 닿아야 합니다.

그래야 어금니에 가해지는 해로운 수직압과 측방압을 견디게 할 수 있습니다. 이게 잘 안되면 치아는 금방 망가질 수밖에 없습니다.

오늘 크라운을 씌운 젊은 친구는 송곳니부터 앞니가 닿지 않습니다. 그렇기 때문에 어금니 쪽에 자꾸 문제가 생기고 충치가 잘 생긴다고 한다고 말해 주었습니다.

그리고 환자분에게 교정을 설명 드렸습니다.

전에 교정한 적이 있다는 이야기를 그 때하십니다.

한 가지는 말씀드리고 싶습니다.

"자동차를 수리해서 쓰다가 다시 고장이 나면 한 번 수리했다고 다시 수리하지 않나요?"

하물며 내 몸에 관련된 잘못된 부분은 바로 잡아야 합니다.

앞니가 떠서 잘 닿지 않거나 아랫니가 앞니와 차이가 많이 나서 닿지 않는 경우 모두 어금니 쪽에 손상이 나이가 들어감에 따라 금방 찾아옵니다.

그래서 우리는 치아가 잘 물리도록 바꿔주어야 합니다.

아쉽게도 아직까지는 그것을 치료할 수 있는 방법은 치아를 움직이는 교정치료 밖에 없습니다.

교정으로 치아관계를 잘 맞춰주지 않으면 다음과 같은 일들이 생겨납니다.

첫째, 치아 파절이 많이 생기거나 치아에 금이 가서 충치도 잘 생기고 치아가 자꾸 깨져 나갑니다.

둘째, 수직압이나 측방압으로 인한 치아를 잡고 있는 치조골파괴가 일어나 잇몸병이 잘 생기고 치아를 빼게 됩니다.

셋째, 치아나 치조골에 적절히 분산되지 않은 외력들이 남은 경우 턱관절이나 턱 주변의 근육에 문제를 일으킵니다.

넷째, 치아가 닳아나가 씹는 면이 평평해지면 턱이 마음대로 움직여 안면비대칭도 올 수 있습니다.

다섯째, 얼굴 근육 전체에 영향을 주어 전신건강에도 영향을 줍니다.

자신의 치아를 시계 안에 들어있는 톱니바퀴라고 생각해 보십시오. 또는 바퀴가 많이 달린, 달리는 트럭이라고 생각해 보십시오.

톱니가 맞지 않거나 바퀴가 삐뚤빼뚤하면 시계나 트럭이 오래가지 않아 고장 날 것이라는 것은 자명한 사실입니다.

그런데 왜 인체에 관해서는 그렇게 생각하지 않을까요?

인체는 워낙 잘 만들어져서 보상반응이 있습니다. 그러면서 서서히 무너져 갑니다. 하지만 과학적 사실은 변하지 않습니다. 교합이 잘 맞아야, 턱관절도 건강하고, 턱관절이 건강해야 경추에서 꼬리뼈로 이어지는 척추도 건강하고, 관절도 건강합니다.

이제 나이가 얼마인가보다는, 내가 건강에 얼마만큼의 관심을 가지고, 내가 건강해야 내 일도 잘 할 수 있다는 생각으로 치아의 교합 관계에 관심을 가지고 내 몸을 바라보십시오.

전문가의 도움이 필요하다면 서울비앤비치과로 전화주십시오.

서울비앤비치과 김상환 원장의 삶과 깨달음 _ 제 37 장
우리아이 어떤지 살펴 보세요

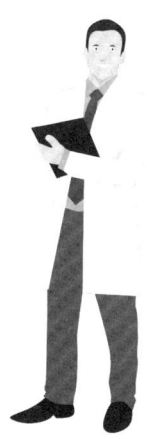

당신은 평소 아이에 대해 얼마나 관찰하고 정확한 눈으로 바라보고 계십니까?

나는 모든 아이들은 예쁘게 바라보지만 과학적이고 의료적인 눈으로 관찰하고 바라봅니다.

우리아이들이 어떤지 평소의 모습을 유심히 살펴볼 필요가 있습니다.

첫째, 머리통이 납작한 곳은 없는지?
둘째, 옆에서 볼 때 코 부분이 납작하거나 움푹 들어가지는 않았는

지?

셋째, 눈 밑에 다크 서클은 없는지?

넷째, 웃을 때 잇몸이 많이 보이지는 않는지?

다섯째, 평소에 입을 벌리고 있지는 않는지?

여섯째, 입술이 자주 말라서 갈라지고 입술보호제를 자주 바르지는 않는지?

일곱째, 코를 자주 훌쩍이지는 않는지?

여덟째, 유치가 따닥따닥 틈이 없이 붙어 있지는 않는지?

아홉째, 윗니가 아랫니를 많이 덮고 있거나 거꾸로 덮여 있지는 않는지?

열 번째, 입술주변 근육을 이용해 음식물을 삼키지는 않는지?

열한 번째, 낮에 졸지는 않는지?(차를 타면 바로 자는 경우)

열두 번째, 아래턱이 길게 자라거나 무턱이지는 않는지?

열세 번째, 자는 동안 이갈이나 코골이를 하진 않는지?

열네 번째, 코맹맹이 소리가 나지는 않는지?

열다섯 번째, 중이염이 잘 걸리지 않는지?

열여섯 번째, 감기가 잘 걸리지 않는지?

열일곱 번째, 알레르기나 아토피가 잘 걸리지는 않는지?

열여덟 번째, 앉거나 서 있을 때 등이 굽지는 않는지?

열아홉 번째, 침 삼킬 때 온몸이 들썩이지는 않는지?

스무 번째, 입으로 숨을 쉬지는 않는지?

위에 중에 하나라도 있으면 부정교합으로 진행될 확률이 무척 높습니다. 교정은 이상 징후가 발견되는 즉시 아이의 협조가 가능하다면 바로 시작해야 합니다.

사실 성인의 경우 에서도 위아래 치아의 교합을 맞추거나 좁아진 입 안을 넓히는 것은 건강의 이유로 필요합니다.

우리 아이들이 건강하게 자랄 수 있도록 평소 습관이나 숨 쉬고 음식 먹고 침 삼키는 것들을 유심히 관찰해야 합니다. 그리고 건강에 대한 지혜를 얻기 위해 전문가의 도움을 받아야 합니다. 그래야 건강한 아이에서 건강한 성인으로 자랄 수 있도록 부모님이 도와주는 것이 됩니다.

오늘도 사랑하는 우리 아이들의 평소 습관과, 행동 방식, 그리고 얼굴성장에 대해서 관심을 가지고 보시기 바랍니다.

그리고 전문가의 상담을 받으시기 바랍니다.

서울비앤비치과 김상환 원장의 삶과 깨달음 _ 제 38 장

아들은 나의 철학 스승

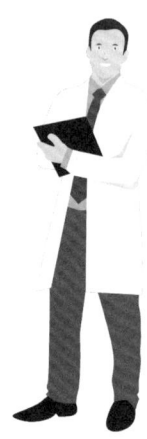

당신에게는 철학적인 스승님이 계십니까?

나에게는 내 아들 주한이가 철학 스승입니다. 인생 스승입니다.

어제 아내와 아들과 오랜만에 주한이가 좋아하는 돼지갈비를 먹었습니다.

대화중에 아들은 5학년인 지금이 가장 행복하다고 하네요

참 기특한 제 스승입니다.

1학년보다, 2학년이 2학년보다, 3학년이 그리고 4학년이 마지막엔 지금이 가장 학교생활이 재밌다는 군요.

지금까지 주한이랑 함께 살아오며 지켜본 내 아들은 12년 일생이 행복한 아이였습니다.

어쩜 이렇게 사는 게 즐거울까요?

아마도 제 아들은 '매순간 행복을 선택하는 방법'을 잘 아는 거 같습니다.

서울비앤비치과 김상환 원장의 삶과 깨달음 _ 제 39 장

엄마아빠는 진정한 아이 관찰자

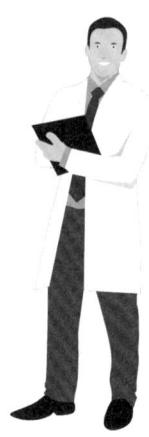

당신은 당신의 아이를 너무나 사랑하지 않습니까?

나는 내 아들을 너무나 사랑합니다.

우리가 부모로서 우리 아이들의 얼굴과 습관과 생활을 관찰하는 진정한 관찰자가 되어야 합니다.

지금부터 우리 아이 평생 인생을 좌지우지할 얼굴과 습관 관찰하는 법에 대해 알려드리겠습니다.

(엄마 아빠 필독 - 특히 엄마는 더욱 필독하면 좋겠습니다.)

1. 우리아이 혀와 입술의 인대길이- 짧은지 적당한지.

2. 모유수유를 충분히 해서 입술 주변 근육이 잘 발달해서 아이가 잘 때나 평상시에 입술이 꼭 다물어져 있는지.
3. 입을 다물고 잘 자는지?
4. 이유기 때 적당한 크기와 단단하기의 음식을 줘서 아이들이 젖빠는 근육패턴이 아니라 씹는 근육과 혀만을 이용하여 잘 삼키는지.
5. 유치가 나면 유치사이가 0.5~1미리 정도 틈이 있는지?(있는게 좋은 것임)
6. 위아래 치아관계가 윗니가 아랫니를 살짝 잘 덮고 있는지?
(너무 깊게 덮고 있거나 아랫니가 나오면 예쁜 얼굴로 안갑니다.)
7. 엄마 아빠가 주는 음식이 어떤 것인지?
(인스턴트식품, 가공식품, 튀김음식, 등 가공음식보다는 항상
건강한 땅에서 난 건강한 야채, 채소, 과일, 고기, 생선으로)
8. 입을 벌린 상태에서 설압자로 혀 뒤를 눌렀을 때 목구멍 쪽이 부어있지는 않는지?(편도비대)
9. 음식을 먹을 때 씹는 근육과 혀만으로 잘 삼키는지.
(과도하게 입술주변이나 뺨 근육을 이용하는 아이들이 너무 많음)
10. 손가락을 빨거나 손가시나 손톱을 자르기 위해 나쁜 습관이 있지는 않는지.

　안 좋은 습관과 행동은 빨리 관찰되고 빨리 개선되어야 합니다.
　우리 아이들의 정신적 육체적 건강은 어릴 때부터의 올바른 호흡과 올바른 삼키기로 시작해서 그것으로 끝납니다.

'나중에 볼게요'는 너무나 늦습니다.

얼굴 변형이 온 다음에는 방법이 많지 않습니다. 시간적 경제적 정신적인 대가를 너무 많이 치러야 합니다.

호흡, 턱관절, 교합, 세균, 수면, 영양, 운동, 감정소통 - 어느 것 하나 중요하지 않은 것이 없습니다.

이런 것들이 이루어지지 않은 상황에 우리 아이가 잘 커주길 기대한다거나 성공하기를 바라는 것은 어불성설이라고 생각합니다.

제발 아이가 입을 벌리고 자는 것을 귀엽게 바라보지 말아주십시오.

눈 밑에 다크 써클이 있는 것을 그냥 지나치지 말아주세요.

아이가 과잉 행동을 보이는 것을 성격이라고 넘어가지 말아주세요.

나중에 교정하면 되겠지 라는 생각은 하지 말아주세요.

항상 바로잡아야 할 것은 보이는 순간 바뀌어야 합니다.

전문가의 도움이 필요하다면 숨길의사 김상환을 찾아오십시오.

서울비앤비치과 김상환 원장의 삶과 깨달음 _ 제 40 장
병원개업에 성공하는 경우 3가지

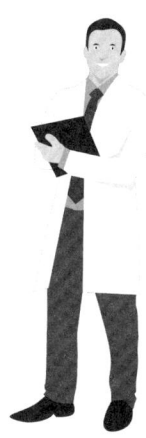

당신은 병원경영을 잘 하고 계십니까?

나는 성수동에서 8년째 병원경영을 잘 해나가고 있습니다.

학생 때 이런 생각을 하고 정리한 적이 있었습니다.

개업해서 성공하는 사람들에 대한 세 부류가 있다고 말입니다.

첫째, 삼수한 사람
둘째, 고액과외를 잘 한 사람
셋째, 클럽에서 이성에게 말을 잘 건네고 대화하는 사람

왜 일까요?

첫째, 삼수한 사람은 자신의 목표에 대한 의지가 있는 사람입니다. 목표를 가지고 비록 실패했지만 두번 일어난 사람입니다. 그리고 자신의 목표를 위해 지속적으로 굽히지 않고 결과를 얻을 때까지 해나간 사람입니다.

둘째, 고액과외를 잘 한 사람은 남보다 액수를 더 받고 과외를 한 사람은 자신의 가치를 높일 줄 아는 사람입니다. 나는 한 때 대치동 과학 선생으로 유명했습니다. 다른 학생들 보다 항상 더 많이 받을 수 있었던 이유는 자신감이기도 했고 나 스스로 내 가치를 올릴 줄 알았기 때문입니다.

셋째, 클럽에서 이성과 잘 이야기하는 사람입니다. 처음 만나는 사람과 무슨 말을 해야 하는지 처음부터 잘 아는 사람은 없습니다.

이야기를 걸려고 말 붙여보다가 거절도 당해보고 창피도 당해보고 그러면서 사람들이 무엇을 원하는지 책을 보지 않아도 심리학에 관해 도사가 되어갑니다.

병원을 개원하는 것도 이것과 다르지 않다고 생각합니다.

자신의 목표를 정하고 자신의 가치를 스스로 높이고 처음 만나는 사람과 잘 소통할 수 있는 사람이라면 잠깐 목표가 이루어지지 않는다고 가격경쟁이 치열해진다고 환자가 줄어든다고 고민하기 보다는 돌파해 나갈 것입니다. 여러분도 삼수를 하거나 과외를 하거나 클럽을 다시 다니자는 말이 아님을 아실 겁니다.

  이제부터 다시 연습하면 됩니다. 목표를 세우고 가치를 올리고 사람들과 소통하는 방식을 말입니다. 그리고 이런 것을 이루어낸 사람과 대화하는 것을 해보십시오.

서울비앤비치과 김상환 원장의 삶과 깨달음 _ 제 41 장

나와 당신이 살아가는 이유

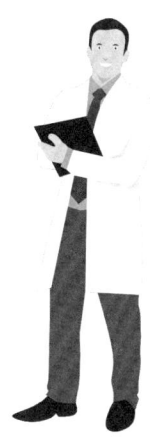

당신이 살아가는 이유는 무엇입니까?

나는 '행복'을 살아가는 이유라고 생각합니다.

우리에게 행복한 순간들은 언제일까요?

시간에서의 자유.
돈에서의 자유.
공간에서의 자유.
건강, 명예, 권력
그리고 잠, 그리고 자식의 성공에 대한 뒷받침.
아름다운 세상, 다 같이 풍요롭게 사는 세상

뭐 이런 것들이 우리가 항상 바라고 누리길 원하는 것들이 아닐까요?

나는 치과의사라는 관점에서는 사람들의 건강에 관심이 많습니다. 평소에 호기심이 많은 편이라 고대 평생교육원에서 풍수지리에 관한 교육을 한 학기 동안 받아보았습니다.

그 때 느낀 것은 '자연과 사람의 이치가 정확히 같구나.' 였습니다.

풍수지리는 장풍득수라 해서 바람을 다스리고 물을 얻는 것에 대한 이치와 그를 통해 자연의 흐름을 깨닫는 학문이었습니다.

인체도 건강하려면 바람(호흡) 그리고 물 그리고 자연으로부터 얻을 수 있는 음식 등이 중요합니다. 물론 운동도 필요하고 정신건강을 위해서 마음 수양도 해야 합니다.

나는 얼마 전에 교통사고로 큰일을 당할 뻔 했습니다. 평소 사람의 목숨은 산소가 들어오지 않으면 뇌가 3분 동안 공급 받지 않으면 죽음에 이른다고 생각해서 3분짜리 목숨이라고 생각하는데 사실 어떤 사고의 순간에는 1초 2초의 순간 차이가 생과 사를 갈라놓기도 한다는 점에서 우리 목숨은 2초다 라고 생각하게 되었습니다.

그래서 언제 어떻게 이생에서의 삶을 마감 할지 모르기에 항상 매 순간에 충실하게 살게 되었습니다.

그래서 인체가 건강하려면

1.숨, 2. 물 3.밥 4.잠 5.똥 6. 운동 7.정신 8. 구조 등이 잘 되어져야 합니다.

그래서 우리 서울비앤비치과에서는 호흡이라는 부분을 굉장히 중요하게 봅니다. 치과영역에서의 치아나 잇몸의 문제와도 아주 밀접하게 연관되어 있습니다.

아이들 때 생기는 충치는 아이들의 이악물기나 이갈이와도 연관이 있습니다. 물론 우유병을 너무 오래 물고 있으면 그 치태로 인해 다발성으로 충치가 생기기도 하지만 요즘은 그런 아이들은 찾아보기 힘듭니다.

우리가 주방에서 깨지거나 금이 간 접시는 틈새에 음식물이 잘 안 빠지듯이 치아에도 잔금이 가면 그 사이에 음식물 찌꺼기가 눈에 보이지 않게 빠져나가지 않습니다. 여기에 입안에 있는 충치 세균이 달라붙어 충치를 만드는 것이죠.

우리 아이가 유치일 때 충치가 잘 생기는 이유는 두 가지 입니다.

첫째 유치는 치아와 치아 사이가 0.5에서 1밀리 정도 틈이 있어야 하는데 요즘 아이들은 코로 숨을 잘 쉬지 못하는 이유로 악궁발달이 작아져 치아에 틈이 없습니다. 음식물이 잘 낍니다.

둘째 위에 이야기한 것처럼 치아에 잔금이 많이 가기 때문인데 이것 역시 자는 동안 호흡이 편하지 않아 이를 악물거나 이갈이를 하기 때문에 눈에 보이지 않는 잔금들이 많이 생기기 때문입니다.

잇몸 문제도 마찬가지입니다.

아이들이 입술에 힘이 없다보니 입을 벌리고 자게 되고 건조한 구강 내에 잇몸병과 충치를 일으키는 세균이 잘 증식하게 되어

아이들이 입 냄새도 나고 충치도 잘 생깁니다.

이런 아이들은 코로 호흡하는 방법을 알려주어야 합니다.

힘없는 입술 주변의 근육을 강화해야 합니다.

당신의 아이의 구강건강이 걱정된다면 어린 나이여도 관계없이 서울비앤비치과에 와서 일찍부터 검사받고 무엇이 문제인지 체크하고 고쳐주어야 합니다.

묘목이 잘 자라려면 아가 나무일 때부터 튼튼해야 하듯이 세월이 흐르고 나면 개선할 수 있는 부분들을 많이 놓치게 됩니다.

오늘 바로 서울비앤비치과의 전신통합치의학을 하는 숨길의사 김상환을 찾아오십시오.

바로 전화하십시오. 〈02.469.2884〉입니다.

서울비앤비치과 김상환 원장의 삶과 깨달음 _ 제 42 장
내 아이를 훌륭한 운동선수로 만들고 싶다면?

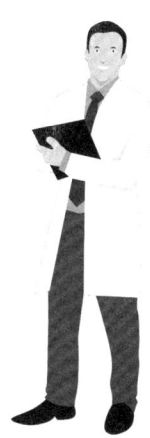

당신은 스포츠 스타를 꿈꾸는 자녀를 두고 계십니까?

나는 야구선수가 꿈인 아들이 있습니다.

지난 토요일에는 광명역 평생 학습원에서 전국에서 모인 야구선수 아들을 둔 학부모 모임에서 강연을 했습니다.

스포츠 스타가 되고자 하는 친구들에게 중요한 것은 뭘까요?

여러 가지가 있겠지만 치과의사의 전문적인 관점에서 바라본다면 치아의 교합이라고 말씀드릴 수 있습니다.

교합이란 윗니 아랫니의 치아관계로 이것은 마치 시계의 톱니바퀴나 트럭의 여러 개의 바퀴와 같습니다. 배열이 맞지 않거나

축이 틀어지면 시계는 금방 고장 날 것이고 트럭도 오래 가지 못하고 고장 날 것입니다.

또한 순간적인 힘을 내거나 균형을 잡아야 하는 운동의 경우 치아가 꽉 물려야 파워가 배가 되고 치아와 연결된 턱관절의 균형이 인체의 밸런스와 연관이 많기 때문에 치아교합은 올발라야 하고 위아래가 잘 맞아야 합니다.

그럼 교합에 영향을 주는 요인은 뭐가 있을까요?

첫 번째는 호흡입니다.

우리가 호흡하는 방법에는 코로 숨을 쉬는 방법과 입으로 숨을 쉬는 방법이 있습니다. 요즘 아이들은 공해나 음식 등 여러 가지 환경요인으로 인해 비염이나 축농증 또는 편도나 아데노이드가 부어서 코로 숨 쉬는 게 힘든 아이들이 많이 있습니다.

코로 숨을 쉬지 못하면 입을 벌리게 되고 그럼 혀는 아래로 떨어지고 뺨이 밀고 들어와 위턱의 치열이 V자 모양으로 좁아지게 됩니다. 그럼 혀는 입천장에 있을 수가 없게 되고 그렇게 되면 아랫니가 앞니는 솟고 어금니는 내려가는 좋지 않은 모양이 됩니다.

이것이 바로 치아가 삐뚤어지는 가장 큰 원인입니다.

두 번째는 잘못된 삼키기 습관입니다.

이유기를 지나면서 엄마의 젖을 빨던 근육을 쓰지 않고 씹는 근육과 혀를 이용해서 음식을 삼켜야 하는데 계속해서 이유기 전의 젖을 빠는 양상으로 입술 주변의 근육을 쓰면 아랫니를 압박하게 되고 이것 역시 치열이 삐뚤어지게 되는 원인이 됩니다.

세 번째는 음식입니다.

서구화된 음식들은 정제된 설탕, 정제된 밀가루, 정제된 곡식 그리고 부드러운 음식으로 인해 몸에 염증을 많이 일으키게 되고 씹는 근육이 잘 발달하지 못해 얼굴 주변의 악골이 잘 자라지 못하게 됩니다.

이렇듯 스포츠스타를 꿈꾸는 아이들에게 교합이 중요합니다. 교합이 좋아야 몸의 밸런스도 잘 맞고 힘도 쓸 수 있습니다.

그래서 스포츠 스타를 꿈꾸는 선수들은 호흡교정, 근기능교정, 얼굴 성장 교정과 그리고 마지막으로 전통적인 치아 교정이 필요합니다.

나는 아이의 위 영구치가 처음 삐뚤게 나오던 만 6세 때부터 우리 아이의 호흡과 근육움직임 그리고 얼굴성장과 치아의 관계에 관심을 가지고 바라보고 교육하고 치료하고 있습니다.

만일 당신의 자녀가 스포츠 스타를 꿈꾸고 있다면 내가 아들에게 스포츠스타 교합교정을 시켜주어 잘 자랄 수 있게 도와주듯이 당신도 당신의 자녀에게 올바른 호흡 올바른 삼키기 방법을 알려주고 필요하면 전문가의 도움을 받아 교합을 잘 맞게 도와줘야 합니다.

   자녀의 교합이 잘 맞게 되면 운동능력이 향상되고 밸런스를 더 잘 찾게 됩니다. 깨닫는 만큼 얻고 누리게 됩니다.

서울비앤비치과 김상환 원장의 삶과 깨달음 _ 제 43 장

젊고 건강하게 사는 비결

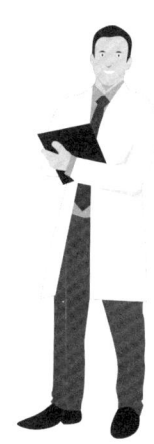

당신은 지금 정말로 건강하십니까?

나는 지금 마흔 중반이 되었는데 20대보다 건강합니다. 지금 당신의 건강은 몇 점입니까?

요즘 나의 치과에 오는 환자분들이 나에게 "젊어지셨어요!" 라는 표현을 많이 씁니다.

"몸도 완전 날씬해 지셨어요." 라는 표현도 많이 합니다. 그렇습니다. 실제로 나는 올 해 47세가 되었는데 30대 중반 정도로 보이는 외모를 가지고 있고 건강도 아주 좋습니다.

나는 내가 건강하게 사는 방법을 알고 있습니다.

첫째 잠을 충분히 잘 자야 합니다.

많은 사람들에게 잠이 부족합니다. 시간도 그렇지만 제대로 산소가 충분히 들어가는 잠을 자는 사람이 많지 않습니다.

만일 코골이나 수면무호흡이 있다면 양압기를 끼거나 수면 구강장치를 껴야 합니다.

그래야 제대로 된 수면을 통한 몸의 치유가 일어납니다.

둘째 좋은 음식과 물을 먹어야 합니다.

내가 먹은 음식이 결국 나의 건강을 결정합니다.

좋은 음식과 좋은 물은 내 건강의 기본입니다.

셋째 적절한 운동입니다.

나는 매일 집에서 가벼운 운동과 요가를 합니다. 팔굽혀펴기와 등근육운동을 주로 하고 아주 쉽게 몸의 스트레칭과 요가식 호흡법을 수련합니다. 오래 걸리지도 않습니다. 10분에서 15분이면 충분합니다.

넷째 철저한 치아와 구강관리입니다.

치아와 잇몸 그리고 턱관절이 망가진 사람이 얼굴빛이 좋은 경우를 보지 못했습니다. 건강하기 어렵습니다. 그래서 치아와 잇몸 양치는 정말 철저하게 합니다.

나는 치과의사입니다. 사람들은 내가 충치 치료를 하고 잇몸 치료를 하고 임플란트를 심고 교정을 하고 이런 것과 더불어 더 나아가 전신을 공부하고 있다는 것을 압니다.

치과의사이면서 전신에 관심을 갖게 된 건 사실 15년 전인 2004년으로 거슬러 올라갑니다. 예치과에서 나와 분당에 처음 개원을 했을 때 인데 원장실에 앉아 있는데 실장이 제 방에 들어와서 말했습니다.

"원장님 환자분이 교합지를 팔라고 하시는데요."

"네!? 교합지를 사 가신다고요?"

저는 궁금해서 데스크로 나갔고 키는 크지만 위축되어 있고 얼굴이 몹시 일그러진 그런 중년의 남자 분이 구부정하게 인사를 건넸습니다.

"아니 교합지는 왜 사 가시려고 하세요?" 라고 물으니 이가 불편한 곳이 있는데 집에 가져가서 체크를 할 거라고 했습니다. 그래서 이가 불편하면 접수를 하고 내가 봐 드리겠다고 하자 자기는 치과의사 믿지 않는다고 했습니다.

너무나도 괴상한 일이라 자초 지종을 들어 보았습니다.

이 분은 강남에서 잘 나가는 일식 식당 주방장이었다고 합니다. 그런데 어느 날 직장 주변 치과에 스케일링을 받으러 갔다가 거기 병원 원장님이 치아가 너무 뾰족뾰족 하니 보기에도 안 좋고 음식 먹기도 불편 할 거다 하면서 송곳니와 작은 어금니의 뾰족한 부분을 갈아주셨다고 합니다.

그때부터 몸이 아프기 시작하고 이가 안 맞고 그렇게 되면서 여기저기 유명하다는 치과는 안 가본 곳이 없다는 것이었습니다. 그래도 자신의 몸이 낫지가 않아서 그 때부터는 치과를 안가고 교합지를 구해다가 불편할 때마다 자신이 사포로 치아를 갈아낸다는 것이었습니다.

'아~~정말 기이한 사람이라고 생각을 했다가 얼마나 불편했으면 직장도 그만두고 전국을 다 돌아다니며 치아를 봐 달라고 하셨을까? 이런 생각이 들었습니다.

"제가 한 번 도와드려 보겠습니다." 하고 정말 진심으로 도와드리고 싶어서 체어에서 앉아서 보게 되었습니다. 어금니 금니 한게 닿는 부위가 이상한 느낌이 난다는 것이었습니다. 금으로 봉한 치아가 이상하다고 했습니다. 치아들을 주욱 보니 말해 준 대로 송곳니와 작은 어금니가 반듯하게 다 갈려 있었습니다. 교합이라는 높이 자체가 다 무너져 있었습니다.

그럼에도 교합지라는 종이로 치아가 닿는 부위를 찍어 보니 크게 문제되는 부분이 없었습니다.

그런데 환자분은 자꾸 어디가 닿는 느낌이 나서 불편하다는 것이었습니다. 손거울을 보여줘 가며 이 부위인지 저 부위인지 눕혀서도 보고 앉아서도 찍어 보고 정말 책에서 읽었던 내용 지금까지 배웠던 내용 몽땅 기억나는 대로 다 해보았지만 내 지식의 위에 있는 일이었습니다. 환자분이 제 진심을 보셨는지 '그럼 이걸 바꿔 달라'고 하셨습니다.

저는 도전하고 싶은 마음에 '그러자'고 했습니다. 이 분의 골드 인레이를 4번 바꿨습니다. 입안에 넣어 보면 잘 맞는 것 같다고 하셨다 가도 실제로 접착제를 붙여서 넣으면 높다고 했습니다. 방금 전이랑 닿는 위치가 바뀌었다고 했습니다. 나중에는 정말 별별 것을 다해 보았지만 만족시켜 드릴 수 없었습니다.

나중에는 환자 분이 이제 그만하셔도 된다고 했습니다. 내가 한심하기도 하고 인체가 무섭기도 하고 오만가지 생각이 났습니다. 결국 환자분은 애써 주셔서 감사하다는 말과 함께 치과를 오지 않게 되셨습니다.

그 때 나는 분당에 살고 있었는데 어느 날 아침 산책길에 탄천에서 오리에게 먹이를 던지던 그분의 쓸쓸하고 힘든 모습을 보았습니다. 그 분 말처럼 오늘은 어떤 치과를 가서 본인의 힘든 것을 해결하려고 하실지…….정말 완쾌되었으면 좋겠다는 생각이 들었습니다.

그것이 제가 '교합이 전신에 영향을 미칠 수 있구나'라는 것을 어렴풋이 알게 된 최초의 사건이었습니다. 지금 생각하면 많이 부끄럽습니다. 지금 나에게 오신다면 그 때보다는 훨씬 많은 부분을 도와드릴 수 있을 텐데…….

그래서 그 때부터 교합을 많이 공부했습니다. 치과의사의 기술의 꽃은 교합이라고 생각하면서 공부했습니다.

많은 유명한 원장님들을 찾아다니며 세미나를 들었습니다. 시간과 비용을 참 많이 들였습니다. 그래도 지금 생각해보면 참 철없이 열정만 있었던 시절 같습니다.

건강하게 젊게 살 수 있는 비결을 알려드리겠습니다.

건강한 사람들은 자기만의 건강관리 시스템이 있습니다. 나에게도 그런 시스템이 있습니다.

건강한 삶을 원한다면 수면 관리, 영양 관리, 물 관리, 바른 체형, 전신 교합 운동 등을 통해 자신의 건강을 챙기십시오.

혼자서 힘이 들면 나와 같은 전문가를 찾아오십시오. 당신에게 잃어버린 건강을 찾아드리겠습니다.

서울비앤비치과 김상환 원장의 삶과 깨달음 _ 제 44 장
김상환의 스포츠스타 교합교정 치료

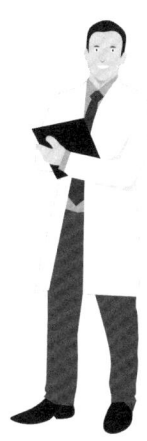

당신은 스포츠 스타 교합교정에 대해서 알고 있습니까?

나는 스포츠 스타 교합교정의 전문가입니다.

스포츠 선수들에게 무엇보다 중요한 것은 정신과 육체의 밸런스입니다. 가장 중요한 것은 정신이라고 할 수 있지만 틀어진 육체와 틀어진 치아 교합을 가지고 정신만 가지고는 체력적으로나 정신적으로 버텨내기 힘듭니다.

세상에는 자신의 육체적 한계를 극복하고 세계 정상에 오른 많은 사람들이 있습니다.

모두 불굴의 투혼과 정확한 자신의 인생의 목표가 있었기 때

문입니다. 하지만 육체적 콤플렉스가 있던 선수들은 대부분 은퇴가 빠릅니다. 구조적인 문제에서 오는 한계를 극복하기는 힘든 법이기 때문입니다.

대표적인 예로는 육상의 우사인 볼트가 그렇고 우리나라 선수로서는 국민 요정 김연아 선수가 그렇습니다. 우사인 볼트는 척추 측만이 있었고 입 안을 보진 못했지만 아마도 분명히 교합에 문제가 있었을 겁니다. 치아의 위아래 교합이 틀어진 사람은 경추부터 척추까지 거의 관절에 비대칭이 생기고 그로 인해 척추 측만도 오게 됩니다.

또 김연아 선수의 경우는 발치 교정을 받았습니다. 타고난 재능과 본인의 강한 목표 의식 등이 세계에서 제일가는 피겨스케이팅 선수로 만들었지만 은퇴는 24세에 했습니다. 지금도 여전히 사랑받고 CF 섭외 1순위 이지만 현직 운동선수는 아닙니다. 아마도 발치교정으로 인한 전신의 여러 가지 상황이 육체적인 한계를 극복하기에 힘들었을 수도 있을 거라 추측해 봅니다.

어제는 피겨 스케이팅을 하는 중학생 여자아이가 엄마와 함께 병원을 방문했습니다. 신촌에서 스포츠 재활을 하시는 선생님의 소개로 오셨습니다.

내 병원에 오기 전에 들른 곳은 강남의 모 대학 병원 그리고 교정으로 유명하다는 강남의 교정전문치과를 미리 다녀오셨습니다.

엄마와 아이가 원하는 것은 안면 비대칭을 개선시키는 것이었습니다. 근기능교정에 대해서도 많이 알고 있었고 호흡이라든지 구호흡과 비호흡의 차이 등 많은 것을 알고 계셨습니다. 강남의 대학병원 교수님은 치아를 빼라고 하셨답니다.

그래서 이유를 물으니 자기는 학생들에게 그렇게 가르친다고 하셨다는 게 대답이었습니다. 이해가 잘 가지는 않습니다.

또 두 번째 유명한 치과에서는 일본 선생님의 책도 번역하시고 근기능교정에 대해서 잘 알고 계신 선생님이셨는데 다 좋았는데 두 가지가 마음에 걸리셨다고 합니다.

첫째는 1차 교정이 좀 늦은 것같다 라고 하신 점입니다.

1차 교정이라는 것은 브라켓을 붙이고 철사를 이용해 치아를 움직이기 이전에 근육운동이나 악골 성장을 유도하는 교정입니다.

둘째는 그 선생님께서는 안면 비대칭에 관한 사항이나 얼굴 밑쪽의 운동 근육이나 운동에 밸런스에 대해서는 알지 못한다고 하셨답니다. 물론 치과의사다 보니 얼굴 아래 부분에 대해서 잘 모르셨을 겁니다. 누구나 마찬가지 일테구요.

그러나 엄마는 사랑하는 딸의 얼굴 비대칭과 또한 교정을 통해서 혹여나 피겨스케이팅을 타는데도 도움이 되고 나아가서는 근육의 밸런스도 잡고 싶어 하셨습니다.

사실 딸아이의 운동 치료를 해주시는 분이 얼굴 쪽의 안면 비대칭과 치아를 개선하면 자신이 하는 치료가 훨씬 도움을 받을 수 있을 거 같다고 치아교정을 추천하였다고 합니다.

사랑하는 딸의 아름다움과 건강에 대해서 엄마로서 강한 책임감이 있으셨고 딸을 성공시켜 보겠다는 의지도 보였습니다.

자세를 보니 이미 몸이 많이 비대칭적으로 틀어져 있었습니다. 얼굴의 비대칭도 좌우 밸런스가 많이 깨져 있었습니다.

또 구강 내에서의 치아 교합 상태를 보니 아래턱이 잘 발달하지 못하고 편도는 부어 있고 혀와 뺨에는 이빨 자국이 있고 치아 사이는 많이 벌어져 있었습니다. 게다가 위 앞니는 치아 크기 자체도 원래보다 작았습니다.

나는 내가 먼저 해결책을 제시할 수도 있었지만 먼저 두 가지 검사를 먼저 해보시라고 권해 드렸습니다.

첫째 이비인후과에 가서 갑상선 기능 저하에 대한 부분을 검사 받아 보면 좋겠다고 했습니다.

혀가 큰 경우에 갑상선 기능 저하증을 의심해 볼 수도 있기 때문입니다.

두 번째 근력 체형 테스트를 통해 비대칭 개선에 대한 실마리를 찾자 했습니다. 분당에서 바른체형cst라는 체형교정센터를 운영하는 선생님께 가서 근력과 체형에 대한 테스트를 하고 그 내용을 바탕으로 저는 치아에 밸런스실을 하여 교합을 안정화시키고 효율성을 높여 줍니다.

그리고 나서 세 번째로 마이오 브레이스 같은 근기능교정과 스포츠스타 교합교정을 하러 우리 병원에 다시 들르시면 된다고 말씀드렸습니다.

엄마와 딸은 너무 좋았나 봅니다.

연신 고맙다는 말씀을 하시고 병원을 나섰습니다.

우리 몸은 정말 신비합니다. 어느 누구도 똑같은 치료 방법이 적용될 수 없습니다.

스포츠스타 교합교정은 운동선수를 꿈꾸거나 현재 운동선수인 청소년들과 현역 선수들에게 필요합니다. 치아와 턱관절 안면의 대칭 윗니 아랫니의 교합 그리고 혀의 공간 그리고 비강으로부터 시작해서 기관지로 이어지는 숨길의 전반이 운동선수의 운동 능력과 밀접한 관련이 있습니다. 물론 이 모든 것들은 하나로 연결됩니다.

또한 운동선수이던 일반인이던 영양과 음식에 관한 부분 역시 놓칠 수 없는 부분입니다.

음식이라고 하는 것은 공기, 물을 포함합니다. 그리고 우리가 매일 먹는 세끼 음식도 포함됩니다. 건강하려면 정신이 올발라야 하고 구조가 튼튼해야 하고 먹을 게 건강해야 하고 그것들을 관통하는 에너지가 넘쳐야 합니다.

　나는 대한민국의 스포츠 스타들 뿐 아니라 커 가는 운동 꿈나무들까지 치과의사로서 전신 교합 그리고 스포츠스타 교합교정을 통해 나라와 세상에 이바지 합니다.

　당신도 운동선수이거나 운동선수 자녀를 두고 있으시다면 나에게 와서 상담 받아 보십시오.

서울비앤비치과 김상환 원장의 삶과 깨달음 _ 제 45 장
턱관절 건강을 유지하는 비결

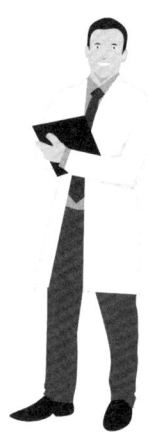

　당신은 턱관절이 건강하십니까? 턱관절은 우리 인체에서 가장 중요한 관절입니다. 그리고 유일하게 두개의 관절이 한 번에 움직이는 특이한 구조입니다.

　나는 연세대학교에서 해부학 석사를 마치고 박사과정을 전공 중인 해부학의 전문가입니다.

　턱관절은 문틀과 문으로 비유되기도 합니다. 턱관절은 핸들로 치아는 바퀴로 비유되기도 합니다.

　핸들이 잘못되면 내가 가고 싶은 방향으로 갈 수 없습니다. 바퀴가 배열이 안 맞으면 차는 제 방향으로 갈 수 없습니다.

턱관절에서 소리가 나는 이유는 핸들이 안 맞고 바퀴가 틀어져서 턱관절 뼈 위에 있어야 하는 충격완충제인 물렁뼈가 제 위치에서 벗어나서 그렇습니다. 입을 열고 닫을 때 마다 물렁뼈가 뼈 사이에서 튕겨지면 나는 소리입니다.

턱관절의 물렁뼈에는 고무줄 같은 인대가 붙어 있습니다. 이 인대가 늘어나면 통증을 느낍니다. 턱관절 증상은 어렸을 때 나타날 수도 있고 성인이 되서 어느 날 갑자기 나타나기도 합니다.

우리의 입안과 턱관절에 생기는 거의 모든 문제는 수면 중에 일어납니다.

뇌가 깨어 있을 때는 스스로 보호하는 방어 기전에 의해서 치아나 잇몸이나 턱관절에 무리가 가는 이악물기나 이갈이를 잘 안합니다. 그런데 수면 중에는 이악물기나 이갈이를 많이 합니다. 뇌도 전원이 꺼진 상태이기 때문입니다.

이런 사람들의 입안을 보면 이런 것들이 보입니다.

첫째, 어금니나 치아가 많이 닳아 있습니다.
둘째, 치아의 옆면이 많이 패여 있습니다.
셋째, 충치 치료한 이가 많습니다.
넷째, 잇몸이 좋지 않습니다.
다섯째, 골 융기라고 부르는 뼈가 튀어나온 부위가 혀 밑에 입천장에 잇몸 바깥쪽에 많이 보입니다.

여섯째, 뺨과 혀에 이빨 자국이 있습니다.
일곱째, 잇몸이 많이 내려가 있습니다.
여덟째, 혀가 큽니다.
아홉째, 치열이 고르지 않습니다.
열 번째, 입천장이 좁고 높습니다.

이런 사람들의 얼굴을 보면

첫째, 눈 밑에 다크써클이 있습니다.
둘째, 콧등이 휘어져 있습니다.
셋째, 아랫입술 밑이 움푹 들어가 있습니다.
넷째, 얼굴 비대칭이 보입니다.
다섯째, 피부색이 거무튀튀합니다.

우리의 구강과 치아와 잇몸과 턱관절이 망가지는 것은 주로 수면 중입니다. 숨길을 담당하는 기도를 둘러싼 근육이 있습니다. 얼굴에는 씹는 근육이 있습니다.

이 두 근육은 서로 길항작용이라는 걸 합니다. 한 쪽이 움직이면 다른 한쪽은 쉰다는 말입니다. 마치 팔에 있는 이두박근과 삼두박근이 한쪽을 늘리면 한쪽이 줄어드는 것과 같습니다.

우리가 수면 중에 산소량이 부족하면 기도를 둘러싼 근육을 늘려야 합니다. 그러려면 얼굴에 있는 씹는 근육이 일을 해야 기도의 근육이 쉬면서 늘어납니다. 이런 이유로 우리는 자는 동안 산소가 잘 들어오지 않으면 셀 수도 없이 이를 갈거나 이악물기를 합니다.

이 때 작용하는 힘은 낮 시간에 꽉 물수 있는 힘보다 4~5배가 됩니다. 그래서 치아가 망가지기도 하고 잇몸 뼈가 짓눌리기도 하고 턱관절이 망가지기도 합니다.

그래서 치과에서 치아만, 잇몸만, 턱관절만 따로 분리해서 생각할 수 없습니다. 수면도 생각해야 하는 이유입니다.

턱관절이 안 좋은 분들은 치료를 받아야 합니다.

자가 치료법은 다음과 같습니다.

첫째, 입을 크게 벌리지 않습니다.
둘째, 노래방 같은 곳에 가서 노래하지 않습니다.
셋째, 말을 많이 하지 않습니다.
넷째, 아침저녁으로 따뜻한 찜질을 해줍니다.
다섯째, 통증이 있으면 염증을 가라앉히기 위해서 염증 약과, 근육이완을 위해 근 이완제 약을 먹습니다.

위에 정도가 가볍게 치료를 할 수 있는 방법입니다.

우리 인체는 놀라울 정도로 자신을 아낍니다. 그래서 시간이 지나면 증상은 대부분 사라지지만 원인 해결은 안 됩니다.

가장 적극적인 치료는 교정입니다. 그리고 필요에 따라서 보철 치료도 같이 합니다.

마지막으로는 수면 중에 일어나는 변화와 안 좋은 영향이므로, 근본 치료는 아니지만 더 이상 나빠지지 않게 구내 장치를 낍니다. 구내 장치의 효과는 이갈이 이악물기 방지 코골이 수면 무호흡 방지 턱관절 보호 치아 보호 잇몸 보호입니다. 숨길을 넓혀 아침에 개운하게 일어나는 효과까지 함께 있습니다.

코골이, 이갈이가 있고 턱관절이 이상하다면 나를 찾아오십시오. 당신의 건강을 찾아 드리겠습니다.

[맺음말]

내 인생엔 늘 코치가 있었다

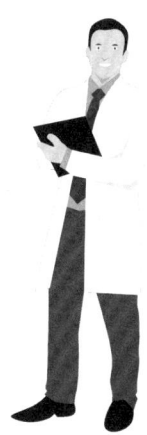

　당신은 삶에서 주변에 어떤 코치들이 있습니까?

　나는 나보다 지혜가 뛰어난 각 분야의 수많은 코치들이 있습니다.

　코치들은 바로 전문가 입니다.

　전문가는 누구입니까? 결과를 만들어내는 사람이 전문가입니다. 세상 사람들 모두가, 사실은 나의 코치이고, 매일의 일상에서 일어나는 모든 일들에서 하나씩 깨달음을 얻고 있습니다.

　내 가장 큰 코치는 아내 소연이와 아들 주한이입니다.

　이 두 사람을 통해 인생의 지혜가 깊어집니다.

나는 인생을 배웁니다.

그 다음은 바로 아버지와 어머니입니다.

비록 아버지는 돌아가셨지만 생전에 저에게 하셨던 말씀들과 살아오신 모습들을 되새기며 그 분이 남기신 족적을 따르고 있습니다. 어머님은 어머님대로 제 인생에 코칭을 주십니다.

저에게 사랑스러운 아내를 보내 주신 장인 장모님 제 인생코치님들 이십니다.

언제나 응원해주는 홍정 형님과 형수님 그리고 조카 현정 이와 주연이, 또 영준 형님 내외분과 석훈이 희지, 또 처제 예리와 효훈이 서율이까지 제 가족들과 친가 외가 친척들 모두 감사드립니다.

또한 저에게 '너의 이름을 아름답게 하여라' 라는 짧고 강렬한 메세지를 주신 전 LG정유 대표 김건중고문님.

한국 이미지 경영학회의 김경호교수님, 김애련교수님, 송은영교수님도 제 삶의 코치이십니다.

현재 다니고 있는 연세대학교의 해부학 교실 지도교수님이자 형님으로서 삶의 모범을 보이시는 김희진교수님.

삶과 인생에서 풍부한 지식과 지혜로 살아가는 법을 알려주시는 고려대학교 평생교육원 풍수지리학의 최이락교수님.

그리고 정신적인 것과 관련해서 '모르는 것조차 모르는 영역'

을 알려준 세계적인 교육프로그램인 랜드마크포럼에서의 외국인 멘토 알조리더.

치과계에서는 나에게 처음으로 치과의사라는 직업을 좋아할 수 있는 배움과 기회를 주신 전 여의도 예치과 최상윤선배님.

2004년 개업 당시 처음으로 교합이라는 부분에 눈 뜨게 해주신 홍성우 원장님.

2006년 전신과 치아의 관계가 무엇인지 눈뜨게 해주신 이범권 원장님.

2012년 전체보철과 풀마우스라는 교합과 전신과의 관계에 대해 그리고 골격적인 부분과 치아의 관계에 대해 2년간 가르침 주신 우리나라 교합의 대가 최병건 원장님.

2013년 마이오브레이스의 창업자인 호주 치과의사 닥터페럴.

2013년 DNA 장치를 창시하여 수면과 치과의 연관성과 중요성을 계속해서 알려주고 있는 미국 교정의사 닥터씽.

2013년 치과의사이면서 카이로프랙틱 의사로 전신통합치의학을 하는 닥터스미스.

2014년 건강과 자세의 연관성과 발, 눈, 턱관절, 피부가 전신의 구조와 연관되어 있음을 알려준 프랑스 정형외과 의사 닥터 버나드 브리콧.

2014년 아들 주한이의 두상과 체형을 교정해 준 분당의 바른 체형CST 원장 현준석원장님.

2015년 '턱관절의 비밀' 이라는 책을 내시고 인체통합의 개념에 한 발 더 다가서게 해주신 한의학과 양의학의 접목을 시도하시는 천안의 한의사 이영준원장님.

2016년 림프와 순환과 닫힌사슬 운동을 알려주신 임상물리치료의 임상원선생님.

2017년 '근육이 이긴다'라는 교정책을 낸 일본의 닥터콘도.

2017년 '입안 건강'책을 써낸 중국계 미국치과의사이고 국제전신통합치의학회(IABDM) 회장 닥터리아오.

2017년 과학적 데이터를 기반으로 한 영양과 전신의 건강을 공부하는 라이프스타일기능의학회의 박민수원장님.

2018년 근기능 교정을 50년 이끌어 온 캐나다의 샌드라.

그리고 마지막으로 현재 나의 몸의 근육과 형태를 다듬어주고 운동의 중요성을 알려주고 있는 팀타이거짐의 대표 타이거조 헬스코치.

직접 만나 몇 년의 기간 동안 배움을 가진 분도 있고 짧게지만 영감을 얻게 해준 코치들 그리고 책을 통해 알게 된 이 많은 분들이 지금의 제가 전신통합치의학을 하고 교합을 알고, 호흡을 알고 세균을 알고, 운동과 영양을 알게 기여해 주셨습니다.

이제 호흡, 턱관절, 교합, 수면, 세균, 운동, 영양, 정신이 얼마나 인체의 건강과 연관되어 있는지 큰 그림은 보게 되었습니다. 앞으로도 이것을 더욱 구체화 하여 진료와 환자중심의 치료로 대한민국의 아이들과 어른들이 건강하게 살아갈 수 있도록 하는 데 나의 삶을 정진할 것입니다.

  그 밖에도 지금의 김상환이 있기까지 도와주신 모든 분들께 감사의 마음을 전합니다.

서울비앤비치과 김상환 원장의 삶과 깨달음 _ 제 46 장
[부록] 야구선수 학부모를 위한 강연

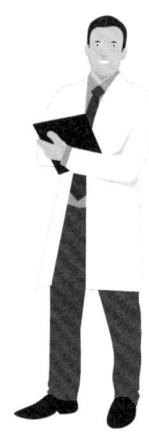

안녕하세요. 방금 소개 받은 김상환 이라고 합니다.

저는 서울에서 서울비앤비 치과를 운영하고 있습니다. 오늘 어떻든 이렇게 야구선수 자녀를 둔 당신들 앞에서 강연을 하게 되어 기쁘게 생각합니다.

제 아들도 지금 수지구 유소년 야구단이라는 곳에서 야구를 작년에 시작을 했는데, 좋은 기회가 돼서 제가 알고 있는 지식을 나눌 수 있는 기회가 온 것 같습니다.

그래서 제 앞에서 강연해 주신 박사님께 영양에 관한 이야기 잘 들었습니다. 저의 강의 내용에도 영양이야기가 나옵니다. 저

는 영양을 전공하지는 않았지만 우리가 먹는 음식과 인체의 염증 면역과의 관계 등에 대해서 보다 학식을 넓히기 위해 라이프 스타일 기능의학회 회원으로 공부하고 연구하고 있습니다.

제가 오늘 말씀드릴 것은

첫째 호흡에 대한 이야기

둘째 교합이라는 부분

셋째 영양이라는 부분

이렇게 3가지로 준비 했습니다.

그래서 우리 아이들이 운동을 하는데 있어서 호흡이라는 것이 어떻게 중요하고 그 다음에 교합이라고 해서 치아가 물리는 관계, 그리고 영양이 왜 호흡과 교합에 관련이 있는지를 설명을 드려보겠습니다.

야구는 생각하는 것을 좋아하는 사람들이 좋아하는 운동이라고 합니다. 이 얘기를 바둑처럼 한수 한수가 묘미가 있고, 미생과 닮아 있다고, 조훈현 선생님이 얘기를 하셨다고 하네요.

바둑의 어떤 그런 묘미처럼 9회 경기하는 동안에 그 어떤 순간순간 마다 머리 수 싸움이 있고, 또 수 싸움만 가지고 되는 게 아니라, 체력적인 부분까지 같이 들어가는 것이기 때문에 바둑을 하시는 분들이 야구의 그런 많은 변수들을 굉장히 좋아한다고 합니다.

그래서 말씀드린 것처럼 그냥 편안하게 들으시면 될 것 같습니다. 제가 한 번에 굉장히 많은 지식을 당신에게 드릴 려는 의도가 아니고, 말씀드린 것처럼 호흡이란 게 뭔지 그리고 교합이란 게 뭔지, 영양이 뭔지 그런 부분에 대한 그냥 상식적인 부분에 얘기를 드릴 것이기 때문에 편하게 들어 봐주십시오.

저희 아들이 다니는 수지구 유소년 야구단 전경인데, 굉장히 좋더라고요. 놀랐습니다. 그래서 '요즘 아이들은 정말 복 받았다.'

이런 생각을 했는데, 저희 집 사람도 야구를 좋아해서, 야구장을 가 봤고요. 이렇게 유니폼을 맞춰 입고, 같이 이렇게 응원하는 모습들입니다.

동네에서 제일 친한 친구도 롯데 자이언트 응원을 하고 저희는 두산 야구 팬 인데, 같이 야구장도 가고 그렇게 하고 있습니다.

저는 사실 여러 가지 스포츠를 굉장히 좋아해서 올림픽금메달 리스트 장혜진 선수와도 저녁 먹고 사진도 찍었고요.

이분은 제 아들의 야구단 감독님이신데, 굉장히 참 존경할 만한 분이고, 저랑 가깝게 지내고 있습니다.

그래서 그 분 소개로 우리나라 고교야구의 최고 고등학교 덕

수고에서 감독을 맡으신 정윤진 감독님하고 한화 2군 감독이신 이정훈 감독님하고 같이 한번 술자리 할 기회가 있었고요.

F3에서 레이싱을 하고 있는 임채원 선수라고 유럽에서 레이싱을 하고 저희 병원에 오셔서 사진 한번 찍었습니다.

제가 치과의사 이긴 하지만, 사실 당신께서 치과 하면, 치아 아니면, 잇몸 턱관절 이런 부분을 생각하기가 쉽습니다.

 저는 지금 하고 있는 것이, 전신 통합적인 그러니까 치아도 결국엔 몸의 일부이고, 우리가 어떻게 치아가 손상되는 경우 그 다음에 잇몸이 안 좋아지는 이런 모든 것들이 결국 인체하고 연관이 있다는 것을 알고 있습니다.

이러한 관점에서 치아를 바라보고 얼굴을 바라보고 이렇게 보고 있기 때문에 얼마 전에 IABDM이라고 전신통합치의학회에 가입해서 활동하고 있습니다.(IABDM : 치아와 전체의 인간의 몸에 관련된 부분을 연구하는 세계적인 학회)

저희 가족이고요. 아들 하나인데, 지금 5학년 올라갑니다. 제 아들의 꿈이 한 3학년 때부터 야구선수가 된 것 같아요.

그러니까 초등학교 들어가기 전에는 태권도 선수였다가 태권도 보냈더니……어느 날 야구가 재미있어지더니……야구 선수 되겠다고 했습니다.

그래서 왜 야구 선수가 꿈이냐 그랬더니, 그냥 좋다는 것이에요. 언제 바뀔지 모르지만, 일단은 그래서 야구단에 보내서 운동을 시키고 있는 중이고요.

간단하게 제 양력 말씀 드리면, 사실 치과를 하다가 좀 세상에 넓은 곳에 나가고 싶어가지고, 한 3년 정도 보험을 한 적이 있습니다. 11년부터 지금까지 성수동에서 치과를 운영하고 있고요.

앞에 영양박사님이 말씀 하신 것 같이, 밸런스의 어떤 그런 부분이 굉장히 중요하지 않나 싶어서 치과 이름에도 밸런스라는 부분을 넣었고, 차의과 병원에서 외래 부교수 하고 있습니다.

그 다음에 공부가 많이 부족하다 싶어서 뒤늦게 지금 연대 해부학 과정에서 석사 마치고 지금 박사과정 들어가서 호흡하고 수면 이런 부분에 대해서 공부를 하고 있습니다.

병원에서 얼굴 성장 부분, 등 오늘 제가 말씀 드릴 부분은 브라켓 붙이고 이런 교정에 대한 것 보다는 얼굴 성장이 어떻게 하면 잘 되고 그것이 운동력하고 연관이 있다는 것을 간단히 말씀 드릴 것이고요.

수면도 결국 우리 몸하고 연관이 있기 때문에 스포츠 치의학회와 수면학회에서 활동을 하고 있고, 교합연구회 그리고 방금 앞에서 박사님께서 영양에 대한 부분을 굉장히 잘 말씀해 주셨는데, 라이프스타일 기능의학회 라는 것은 Science base라는 과학적으로 전신과 관련 있는 영양을 우리 사람들에게 제공을 해주자라는 의미로 여러 분야의 선생님들끼리 모여서 같이 공부를 하고 있습니다.

턱관절 연구회와, 아까 보여드린 IABDM에서 회원으로 활동하고 있습니다.

여기 오신 분들 모두가 자녀분들 잘 키워서 야구 선수로 만들고 그걸 통해서 아이에 어떤 자아 성취 그리고 바람은 당연히 아이가 잘 되는 것일 것입니다.

우리가 사실은 보면 살아가면서 우리가 원하는 것들이 자유, 건강, 권력, 그리고 시간, 돈, 그리고 자유, 많이 잤으면 좋겠다는 수면에 대한 생각, 그리고 우리 아이들을 성공 시켜 보자.

이런 의미라고 볼 수 있을 것 같습니다. 그래서 제가 다방면에서 호기심이 많아가지고요.

그래서 풍수지리라는 것을 고대 평생교육원에서 좀 들어봤는데, 거기서 제가 느낀 것은 이것이었습니다. 자연과 사람의 이치가 같다. 왜냐하면 결국 사람도 자연의 일부라고 본다면, 자연이 운영되는 방식이 사람하고도 같다는 것이지요. 중요한 순서가 있는 것이지요.

풍수지리는 장풍득수의 뜻이 담겨있다고 합니다. 바람을 가두고 물을 얻는다. 결국 우리의 몸도 호흡을 통한 산소의 공급과 깨끗한 물을 항상 채워주는 것이 건강의 지름길이겠지요.

그래서 '풍'이 공기, '수'가 물 그다음에 '지' 그리고 이것을 운용하는 이치가 필요합니다.

그래서 우리가 숨 쉬는 게 가장 중요합니다.

저는 사실 목숨이 3분이라고 생각하는데, 그 이유는 호흡이 안되어 뇌가 산소공급이 3분간 끊기면 사망에 이르기 때문이지요.

하지만 얼마 전에 교통사고가 나면서 2초라고 느끼었어요. 2초만 잘못되도 생명을 잃을 수 있겠구나.

그래서 그런 사고가 아니라면,

첫 번째로 공기가 들어와야 되고

두 번째로 몸에 좋은 물을 계속해서 마실 수 있어야 하고,

세 번째로 땅에서 나는 좋은 음식들을 우리가 섭취를 해야 하고,

마지막으로 '리'라는 것은 그것을 다 아우를 수 있는 어떤 정신적인 부분에서 정신력이라든지, 사고력 이런 것들이 중요하다는 의미로 잠시 써봤습니다.

이런 순서대로 중요하다고 하겠는데, 호흡이라는 부분을 굉장히 중요하게 생각을 합니다. 그래서 호흡이랑 관련된 교합이라는 부분이 연결이 되어 있고요.

그리고 나서 당연히 운동이라는 것 그리고 그것을 뒷받침 할 수 있는 영양, 그리고 이것들을 함께 아우를 수 있는 정신

그런 것들이 상호 연관을 가지고, 움직인다고 볼 수 있겠습니다. 그리고 우리가 건강한 몸과 마음을 가지려면, 사실 필요한 것들은 당신께서 이미 다 알고 계십니다.

첫 번째는 호흡에서 연결이 되고 그게 우리가 결국 숨을 쉬는 코로 들어와서 아니면 입으로 들어와서 폐로 들어가는 과정들이 저는 숨길이라고 표현을 하고 이 부분이 수면에 굉장히 중요하기 때문에 호흡 숨길 수면이라는 연관 관계를 볼 수가 있고요.

두 번째로는 말씀드린 것처럼 교합이라는 부분은 치아가 윗치아와 아래 치아가 물리는 관계 이런 부분들이 결국 치아가 물리는 게 턱관절 하고 연관이 되어 있습니다.

턱관절 뒤쪽에 경추에 연결되는 근육이라든지, 이런 부분하고 같이 연관이 돼서 이것들이 실제로 중안모, 흉추, 골반, 하지와 연결되는 그런 보행하고 운동하고 연관이 되어 있습니다.

세 번째로 영양인데 이 부분은 몸의 염증과 면역과 연관이 많이 있습니다.

네 번째는 야구라는 것이 아이들의 어떤 그 상황에 대처하는 빠른 판단이라든지 이런 것을 하려면, 제가 지금까지 아이를 보

면서 느끼는 것입니다.

　경험이 풍부한 아이가 그런 것들이 잘 갖추어지지 않나 싶은데, 경험이라는 부분이 목표라는 것이 될 수가 있을 것 같아서, 통합적인 사고를 하다보면, 뉴런이라고 하는 세포들이 서로 연결이 되어서 말하자면 도로가 잘 나기 때문에 뇌 생각의 사고의 발달에 도움이 됩니다.

　이제 다른 관점에서 한번 바라보겠습니다.

　육체적으로 우리 몸이 존재하는 이유를 본다 한다면, 어떤 책에 이렇게 쓰여져 있었습니다. 뇌를 살리기 위해서 우리 손발과 눈과 또 다른 모든 어떤 그런 부분들이 존재 한다 라고 해서 결국은 우리가 필요한 모든 활동들이 뇌가 살기위해서 한다는 것이지요.

　뇌가 좋아하는 것은 그럼 뭘까요?

　첫 번째로 산소

　두 번째는 포도당

　세 번째는 목표

　네 번째는 휴식과 충전이라고 합니다.

　산소가 들어오지 않으면, 뇌가 살 수가 없기 때문에 뇌는 굉장히 산소를 좋아합니다. 그래서 운동하는 것도 마찬가지로 우리가 호흡하는 것을 통해서 산소가 들어오고, 호흡 방법으로는 흉식 호흡 보다는 복식 호흡을 통해서 들어오는 산소가 굉장히 중요합니다.

코로 들어오는 호흡이 복식호흡을 많이 하게 되는데, 코 옆에 있는 상악동이라는 부분에서 일산화질소라는 게 형성이 되는데, 코 호흡을 할 때만 일산화질소가 들어오기 때문에, 그런 부분이 있고, 두 번째로 포도당 오메가3 이런 것들이 견과류에 많다고 하고, 또 한 가지 뇌가 좋아하는 게 목표를 달성 했느냐 안했느냐 보다는 목표가 있는가 없는가를 중요하게 생각한다고 합니다.

그러니까 자극을 굉장히 좋아 한다고 해요.

네 번째는 휴식과 충전.

그래서 우리가 2/3은 활동을 하고 1/3은 활동한 내용들을 정비하고 수리하는 잠이나 충전의 시간을 같은 것을 원한다고 합니다.

지금부터 이제 말씀드릴 부분이 이제 호흡에 관한 것인데. 당신들도 이렇게 우리아이들을 잘 보면 집에서 쉽게 볼 수 있습니다. 아이들이 코로 호흡을 하는지 아니면 입으로 호흡을 하는지를 말입니다.

코로 호흡하는 게 왜 중요하는가보면

첫 번째는 뇌에 포커스를 맞추었다고 말씀드렸지만, 코로 숨을 쉴 때에 자동차 냉각수가 냉각기처럼 과열된 엔진이 코로 숨이 들어올 때, 두개저라는 부분을 통해서 안에서 공기 흐름이 바뀌면서 뇌를 식혀주는 역할을 분명히 하고 있습니다.

그래서 호흡은 반드시 코로 해야 합니다. 제가 요가도 한 6개월 정도 다녀보았는데, 거기 선생님도 말씀 하시는 게, '요가 할 때에도 코로 들이쉬고 입으로 내쉬거나 아니면 코로 내쉬는 게 좋다.' 라는 말씀을 해주시더라고요.

그래서 그런 부분들을 보면 결국 뇌도 우리 몸이라고 본다면, 이렇게 뭔가 활동을 하였을 때 식혀주는 것이 필요한데, 코로 숨이 들어오는 게 굉장히 중요한 팩트가 되겠습니다.

유튜브에서 'TMJ and AIRWAY' 라는 동영상을 보시면 제가 치과 의사인데, 왜 호흡을 이야기 하는지 간단하게 볼 수 있습니다. 이 동영상을 짧게 보겠습니다.

숨을 코로 안 쉬고 입으로 쉬면, 왜 치열이 바뀌는지 부정교합이 왜 생기는지에 대한 youtube에 나와 있는 굉장히 간단한 동영상입니다.

여기서 중요한 것은 일단 코로 숨 쉬는 것입니다. 코 안이나 목이 부어있는 아이들 어렸을 때보면 아데노이드나 편도 라는 것이 면역을 담당하는 림프계통의 기관입니다.

코로 숨쉬기 힘들어 지니 입을 벌리게 되지요. 입을 벌리면, 보시는 것처럼 혀가 아래쪽으로 떨어지고, 그 다음에 뺨이 안으로 밀고 들어오고, 혀가 내려간 공간으로 밀고 들어옵니다.

제가 보면 요즘 아이들의 95%가 이런 현상이 있지 않나 라고 생각이 들 정도로 굉장히 많은 아이들이 이렇습니다.

치과의사인데도 불구하고 관심 있게 보는 게 뺨이 밀고 들어오면 이렇게 넓은 아치 형태를 가지어야 되는 치열이 좁은 V자 형태가 되고요.

그러면 혀가 입천장으로 들어갈 수가 없기 때문에 혀가 위아래 치아 사이에 끼어서 누르게 되고 아랫니는 아래로 윗니는 위로 그러면서 어떤 형태의 치아 형태를 갖게 되느냐 하면, 옆에서 보게 되면, 앞니는 위쪽으로 솟아 올라가 있고, 뒤쪽의 이는 가라앉는 그래서 이런 굴곡 있는 형태의 치아를 갖게 됩니다.

우리가 저작을 한다거나 침을 삼킨다거나 할 때에 앞쪽이 닿기 때문에 어떤 식으로 턱이 움직이느냐 하면, 먼저 부딪히는 것을 피하기 위해서 턱이 뒤쪽으로 움직이게 되고요.

뒤로 움직인 턱관절에 의해서 물렁뼈가 앞쪽으로 빠지면서 계속적인 자극이 되다 보면, 턱관절에도 충격이 오고, 아까 말씀드린 것처럼 저작근과 측두근 이런 부분의 씹는 근육들이 같이 긴장을 하게 됩니다.

그렇기 때문에 이런 치열을 가진 분들이 사실 밤에 잠도 잘 못자고, 그 다음에 얼굴 쪽에 통증을 호소한다거나 안면부에 통증을 호소하는 경우가 굉장히 많이 있고요.

밤에 이렇게 숨을 잘 못 쉬게 되면, 숨길을 확보하기 위해서 턱관절을 많이 움직이고 좁은 기도를 늘리기 위해 씹는 근육들이 활성화 되기도 하고, 그런 것들을 위해 이를 간다거나 코를 곤다거나 아이에게서 이러한 것들을 볼 수가 있습니다.

그래서 아이에게서 이렇게 심한 경우까진 보지 못하지만, 이런 형태의 치열을 가지고 계시면, 나이 들어서도 구치부 어금니 쪽에 굉장히 많이 달아 있는 치아를 볼 수 있고, 만약에 치아가 괜찮다면, 잇몸 뼈가 많이 망가진 경우를 볼 수 있습니다.

이런 것들이 반복이 되면, 아이들은 숨을 쉬기 위해서 아이들은 고개를 앞으로 빼지요. 아까 말씀드린 이게 숨길인데 이게 좁기 때문에 이것을 확보하기 위해서 목을 앞으로 빼냅니다.

저도 어렸을 때 어머니 손에 끌려서 작은 어금니 4개를 빼고 발치를 했는데, 사실은 지금에 와서 제가 알았어요.

제가 어렸을 때 어머님께 항상 듣던 얘기가 '코 훌쩍거리지 마라'하고 '어깨 좀 피고 다녀라'는 것이었는데, 저는 살려고 그랬던 것이지요. 살려고. 숨쉬기가 힘들어서, 그런데 그 당시에는 제가 72년생이니깐 비염이라는 단어도 일반인들에게는 잘 알려지지 않았었습니다.

  이건 것에 대한 기본적인 학문이 적립이 안 되어 있었기 때문에 저는 항상 이렇게 목을 앞으로 빼고 어깨를 숙이고 있었습니다.

  말씀드린 기도를 확보하기 위해서 아이들이 지금 그렇고 있다면, 숨길에 문제가 있는지 확인해보시는 것이 필요합니다.

  그 아이는 살기위해서 그렇고 있는 것이기 때문에 무엇인가를 학부모님께서 도와 주셔야 되요. 그래서 이렇게 입을 벌리는 구 호흡을 하게 되면 아까 말씀드린 것처럼 어떤 형태의 얼굴이 되냐면 세 가지 패턴으로 나눌 수 있습니다.

  첫 번째는 아까 동영상에서 보여준 숨쉬기가 힘들어서 윗 턱 뼈가 좁아지고, 치열이 좁아 들어갈 수 없기 때문에 하악이 뒤쪽으로 밀린 경우입니다.

  이런 경우에는 이쪽을 보시면 이런 형태 그러니까 사실은 요즘에는 여성분들은 미인형이라고 하지만, 약간 아래턱이 작은 무턱 형태의 이런 치아가 되는데 사실은 제가 볼 때는 운동하는 아이들에게 이런 형태의 골격 구조는 굉장히 안 좋다고 생각을 합니다.

　밑에 같은 경우는 아래턱이 위턱이 좁기 때문에 갈 곳이 없는데 이때 아래턱이 앞으로 쭈욱 자라나게 됩니다. 보통 이런 친구들이 보면 뒤에 편도가 굉장히 부어 있는 것을 볼 수 있어요. 혀가 뒤로 넘어가면 따끔거리고 아프니깐 자꾸 혀를 앞으로 내밀거든요. 그런데 그때, 혀하고 같이 아래턱이 전방으로 자라는 힘들 받으면 이런 형태로 주걱턱 예전에는 우리나라 사람들이 이런 형태가 많았습니다.

　지금은 이런 형태를 많이 찾아보기 힘들지만, 이런 형태의 아이들은 굉장히 많이 볼 수 있고, 오히려 운동하는데 있어서는 주걱턱을 가신 친구들이 파워 있거나 힘 있는 그런 것을 볼 수 있습니다.

　다시 보여드리겠지만, 이런 형태의 치열을 갖더라도 나중에 어금니 쪽이 빨리 망가지기 때문에, 전체적인 어떤 인생에서 본다면 바람직한 얼굴 형태는 아니라고 볼 수 있습니다.

　그리고 세 번째는 중안모도 발달이 적고 혀가 입안에 공간을 만들기 위해 윗턱과 아래턱이 모두 앞으로 성장하는 돌출입 형태의 치열궁을 갖게 됩니다.

　그래서 제가 말씀드리는 것은 집에서 우리 아이들에게 어떻게 해주면 되는가 했을 때, 다음 4가지 정도는 부모님들께서 아이를 바라볼 때 보신다면 지적이라기보다는 이렇게 하면 좋겠다라는 말씀을 해주시면 좋을 것 같습니다.

첫 번째는 입술을 다물 라고 하는 것이지요. 입으로 호흡하면 입은 밥 먹을 때나 말할 때, 이럴 때 쓰는 것이고, 코로 숨 쉬는 것이지요. 그래서 입술이 벌어져 있다면 항상 입술을 나란히 붙이게 기억해서 관찰해서 말해주시면 됩니다.

두 번째는 혀가 입천장에 붙어 있어야 우리가 상악이라고 하는 부분이 잘 발달을 할 수 있기 때문에 혀를 입천장에 두고 있는 것도 굉장히 중요합니다. 그래서 사실은 많은 분들 당신 지금 아마 제가 말씀드리면서도 혀가 어디 있는지 한번 확인을 해보세요.

아랫니 뒤쪽이나 이런데 닿아 있으시면 사실 저녁에 주무실 때 수면 상태 별로 안 좋으실 것에요. 그래서 혀는 항상 입천장에 붙어있는 게 좋은 그러니깐 릴렉스한 상태 편안한 상태에서 그곳에 있는 것이 좋다고 보시면 됩니다.

세 번째는 항상 코로 숨을 쉴 수 있게 말씀드린 것처럼 아이들이 이제 숨쉬기 힘들면 이렇게 가슴을 움직이거나 설골 이쪽의 근육들을 많이 이용하는 것을 볼 수 있는데, 사실은 이게 배로 숨을 팽팽하게 편안하게 쉴 수 있는 것도 집에서 가르칠 만한 일인 것 같습니다.

네 번째는 삼킬 때 그러니까 아까 말씀드린 어떤 호흡하고 별개의 문제이긴 하지만, 같은 맥락이긴 한데, 아이가 어렸을 때 이유식이나 이런 것을 주실 때 힘들게 먹을까봐 썰어주시고 작게 작게 해준 이런 것들이 아이들이 먹을 때 어떻게 하냐하면 이렇게 얼굴 근육을 이용해서 먹으니깐 이게 사실 젖 먹던 방식이거든요.

그래서 이유기를 지나면서 씹는 근육을 이용해 가지고 혀를 이용해 삼켜야 되는데, 어렸을 때 엄마 젖을 빨아 먹듯이 이렇게 먹는데, 음식을 씹고도 이렇게 넘기는 아이들이 있어요.

그러면 앞니가 버드러진다거나 아랫니가 뒤쪽으로 들어가는 이런 일이 생기기 때문에 삼킬 때에도 입술 주위의 근육들을 많이 사용하지 않고 씹는 근육과 혀를 이용하여 밥을 먹고 삼킬 수 있도록 지도해 주시면 아이가 좀 더 편하게 먹을 수 있고 얼굴 성장도 바로 될 것이라고 생각을 합니다.

그래서 아까 설명 드린 것을 그림으로 표현을 한 것인데요.

혀 포지션은 아랫니 뒤쪽이 아니고 여기 보면 살짝 폭 튀어나온 부분이 있는데, 이쪽에 혀를 두고 있는 것이 가장 좋은 포지션이라고 할 수 있습니다.

삼키기도 마찬가지 그래서 씹는 근육을 이용해서 씹고 그 다음에 침을 삼킬 때에도 마찬가지 이지만, 입술 근육을 사용하지 않고 그냥 혀만 입천장에 놓고 이렇게 꿀꺽 삼키는 것이 중요합니다.

어깨 근육이라던 지 목 근육이라던 지 얼굴 근육을 이용하지 않고 혀만 이용하여 삼키는 연습을 하는 게 굉장히 필요한 부분이 되겠습니다.

숨쉬기도 마찬가지 결국 코로 숨 쉴 수 있도록 하는 것입니다. 그래서 뒤쪽까지 연결되는 것이지만 왜 영양이 중요하냐 하면 코가 아이들이 비염이 많아요. 비염과 장염은 우리가 먹는 음식과 환경과 아주 밀접한 관련이 있습니다. 앞에 영양 박사님께서도 굉장히 많이 설명을 해주셨는데, 설탕, 밀가루, 흰 쌀밥 같은 정제된 음식들이 우리 몸에 장염을 잘 일으키고요.

장염이 있는 친구들은 비염까지 연결되기 때문에 음식이 결국은 호흡하고 연결이 돼서 제가 영양을 계속 공부를 하게 되었는데, 결국은 코로 숨을 쉴 수 있으려면, 음식이 우리가 들어가는 것들이 굉장히 중요하다는 것이지요.

제 아들입니다. 저희 병원에 간단한 수면 검사를 할 수 있는 장비를 사가지고 아들도 해보고, 저도 해보고, 집사람도 측정을 해보았습니다.

이 친구 같은 경우에는 수면에 큰 문제가 없었고, 이런 것들을 할 수 있다는 것을 말씀 드리고 입 벌리는 것을 어떻게 하면 방지 할 수 있을까? 인터넷에 봤더니, 호주에서 이런 것을 공부하신 치과 선생님이 테이프를 만들어서 팔기도 하더라고요.

그래서 병원에서 한번 환자분들에게도 드려볼 겸 해가지고 둘이가 한번 붙이고 자는데, 제가 해본 결과 나쁘지 않고 괜찮았습니다. 저녁에 코골이가 심하시거나 아니면, 수면무호흡이 있으신 분들은 호주에서 구입하셔서 쓴다면, 한 달에 한 2~3만원으로도 어느 정도 효과를 볼 수 있지 않을까 그리고 아이들이 처음에 잘 때 이렇게 입 벌리고 자는 것을 봤다고 하면, 연습할 겸해서 이런 것도 해볼 단 하다고 생각을 하고요.

두 번째로 이제 교합입니다. 교합이란 것은 아까 말씀드린 것처럼 구조를 바꾸는 어떤 굉장히 큰 효과가 되고 그랬을 때 교합이 어떤 것들이 좋은 교합이냐 우리가 보면 치열도 바르고 윗니 아랫니가 잘 물려 있잖아요. 물론 제가 아주 아이디얼한 사진이 아니라 환자를 찍은 것이라서, 이쪽을 보시면 앞니 어금니도 잘 맞고 잇몸도 좋으시고, 이런 것을 저희가 좋은 교합이라고 하는 것이고 보시는 것처럼 아까 이쪽에 있던, 코로 숨을 못 쉬고, 입으로 숨 쉬는 아이들의 가장 심한 경우이지요. 윗니가 앞으로 삐드러지고, 좁은 악궁 V 형태 그래서 아래턱이 갈 곳이 없으니까 앞니는 솟아 있고, 어금니는 가라 앉아 있고, 이 친구는 아빠가 그러는데 100% 비염이고, 홀쩍이고, 어깨가 굽게 되고 병원에

왔을 때도 보면, 굉장히 허약해요. 운동하기에는 사실 굉장히 좋지 않은 형태의 얼굴 모습이라고 볼 수 있지요.

세 번째는 주걱턱이라고 부르는 아래턱이 많이 나온 친구들. 아까 말씀드린 것처럼 이 친구들은 혀의 공간이 앞쪽으로 나올 여지가 많기 때문에 실제로 숨길은 굉장히 넓어요. 그렇다 보니깐 운동력도 괜찮고, 유소년 때는 힘을 많이 받지만, 이렇게 앞에 뜨는 쪽이 많기 때문에, 나중에 어금니 쪽에서 힘을 많이 받으면, 잇몸이 파괴 되거나 치아가 깨지면서, 굉장히 안 좋은 부분으로 진행될 수 있다는 이것도 사실은 고쳐주는 게 바람직하다고 생각을 하고요.

제가 생각하는 교합이라는 것은 시계의 톱니나 아니면 트럭의 어떤 바퀴와 같다고 생각을 하는데, 이제 안 맞으면 결국은 사동차 앞과 뒤가 안 맞거나 결국 가다가 무리가 올 수 있거든요.

그래서 제가 말씀드린 호흡이 안 좋은 친구들 결국은 코로 호흡하지 못하는 친구들이 쉽게 말하면 핸들과 바퀴를 연결하는 얼라인도 안 맞는 것이고, 그래서 장거리 주행을 한다거나 이런 부분에서 차가 쉽게 손상이 올수 있는 그래서 턱관절에도 무리가 올 수 있겠고요. 아까 말씀드린 얘기지요. 치아의 배열이 좋지 않으면, 결국 턱관절에 아까 동영상 보셨지만, 물렁뼈를 바깥쪽으로 이탈 시키면서 뼈와 뼈가 만나고, 거기서 소리도 나게 되고, 통증도 일어나고 그래서 그런 부분들을 개선 시켜주는 것이 맞고, 보시는 것처럼 이렇게 우리의 동공을 잇는 선, 우리가 치아의 교합면, 어깨, 팔꿈치, 골반, 무릎, 발목 이런 부분들이 이렇게 수평이 중력 방향으로 잘 될 때, 좌우가 대칭이 잘 될 때가 굉장히 밸런스 있는 그런 상태라고 볼 수 있는데, 저는 치과의사이다 보니 그 출발을 치아의 교합으로 보고 있습니다.

저희 병원에 온 친구들인데 이렇게 사진도 찍고, 자세 변화를 보는 것인데요. 아까 말씀드린 것처럼 제가 스포츠에 관심이 있고 영양에 관심이 있기 때문에 보시는 것처럼 요즘의 우리 아이들이 자세도, 이렇게 귀하고 어깨하고 쭈욱 내려오는 선이 수평 상태에 있을 때 몸에 가장 무리가 가지 않는 상태에서 지구중력에 저항하는 가장 밸런스 한 상태인데, 조금만 앞으로 나가도, 4kg, 6kg, 10kg 이렇게 되면 볼링공 하나 언져 있어서 근육에 무리가 갈 수 밖에 없으니까 자세는 항상 바르게 하여야 합니다.

저는 제 아이가 근육 같은 것은 모르지만, 항상 앉아 있을 때나 서서 다닐 때도 허리를 꼿꼿하게 세우고 등 근육이 좋아야 한다 이렇게 말하곤 하는데, 그런 부분도 캐치를 해주시면 좋을 것 같고요. 요즘 아이들이 게임을 많이 하니깐. 저는 게임을 아들과 함께 할 때도, 그리고 컴퓨터에도 모니터

높이를 높이는 받침대 하나 놓고 하고 있고요.

그래서 제가 말씀드린 것처럼 제가 혼자 다 할 수 없기 때문에 이렇게 물리치료 하시거나 근 기능 운동을 하시는 분들과 함께 협진을 하고 있습니다.

이분들이 인터넷 상에서 활동을 하고 계신데, 이분들하고 같이 가끔씩 공부하고 이런 것들을 나누고 있습니다. 그래서 입안의 크기 결국은 우리가 아까 말씀드린 것처럼 숨길이 많이 중요한 게 그 친구가 과연 힘을 낼 수 있고 이런 부분이라고 봐서 입안 크기가 이제 엔진의 크기라고 생각합니다.

입안이 결국은 혀가 살고 있는 공간, 혀가 들어갈 수 있는 공간이 충분해야 기도 확보가 확실히 되고, 그게 수면일 때에도 마찬가지이고 깨어 있을 때에도 마찬가지라고 생각합니다.

그래서 저는 입안의 건강을 굉장히 중요시 생각하고 혀에 대해서 많은 관심을 가지고 있고요. 인터넷에서 이런 단어들을 찾아보시면, 제가 말씀드린 치의학하고 관련돼서 전신하고 관련된 것들을 찾아 볼 수 있는 단어가 되어 나중에 관심 있게 찾아보면 한번 좋을 것 같습니다.

영양에 대한 부분은 사실 모유수라로 시작을 하는데 모유의 영양적인 측면뿐만이 아니고 모유 수유가 중요한 이유가 입천장이 있고 아이의 혀가 엄마의 젖꼭지를 누르는 이 행동 자체가 굉장히 아이의 악궁을 앞으로 옆과 앞으로 발달시키는 것이기 때문에 모유 수유는 될 수 있으면 길게 하는 것이 좋다고 합니다. 그래서 WHO에서 지금 2년이라는 기간을 권장기간이라고 얘기를 하고 소아과 쪽에는 얘가 먹겠다고 할 때까지 모유 수유하는 게 좋다고 하는데, 실제로 엄마들과 이야기를 해보면, 맞벌이 하시는 분도 많고, 젖이 안 나와서도 그렇고 여러 가지 이유로 기간이 짧으신데 이 부분은 정말 사회 전체에서 심사숙고 해보면 좋을 것 같습니다. 사회적인 뒷받침도 더욱 많이 필요하기 때문이겠죠.

어쨌든 모유 수유 기간도 아이의 어떠한 성장 아까 말씀드린 것처럼 호흡과 관련된 얼굴 근육 성장에 관련이 많기 때문에 주변에 애를 키우시는 분들이 있으면, 이 부분도 얘기를 해주시면 좋을 것 같고요. 그 다음에 아까 말씀드린 이유식도 너무 소프트하거나 이런 것 보다는 이유식을 젖 먹던 것에서 근육을 사용해서 혀를 통해서 음식을 삼키는 것이기 때문에 씹는 근육 이런 것을 연습하는 것도 충분히 필요 할 것 같아요. 이것은 제가 최근에 알게 된 것인데, 병원에서 환자를 보고 있으면 혀가 큰 분이 굉장히 많으세요. 이게 뭘까를 고민하다가 알게 된 것이 영양 공부하는 학회에서 갑상선 기능 저하가 있는 친구들이 몸이 비만이 되거나 혀가 비대해지는 설 비대가 생긴다고 하더라고요. 그래서 혹시나 아이의 혀가 좀 커 보인다거나 숨 쉬는게 힘들어 보이면 가까운 병원에서 갑상선에 대한 검사를 받아보는 게 좋겠다고 생각하여 적었습니다. 혀 크기는 숨길 크기. 그래서 보시는 것처럼 혀가 누워있는 동안에 뒤쪽으로 넘어가고 입안이 작으면 담길 공간이 없기 때문에 아이들도 사실 검사해 보면 코골이나 수면무호흡, 이갈이가 많습니다.

영양적인 부분에서는 다섯 가지 F라고해서

1. fiber(식이섬유)

2. fruit(과일)

3. fish(생선)

4. fermented food(발효식품)

5. fatty acid(좋은 지방산)

이런 음식을 먹는 것이 좋습니다.

불포화 지방산이 있는데 참기름 보다는 들기름에 많다고 하는데, 들기름이나 이런 것들은 세포 벽을 구성하는 그런 굉장히 좋은 것이라고 하니깐, 이런 것들을 좀 어머님들이 챙겨줬으면 하고 생각하고요. 마찬가지로 똑같은 내용이 나옵니다. 그래서 설탕, 밀가루, 정제된 흰쌀, 탄산수 부분 이런 것들이 정말로 우리가 평상시에 섭취하지 않아야 될 음식들 이빈다.

보시면 알겠지만, 우리가 오렌지 쥬스나, 차 이런 게 놓여 있지만, 과자, 라면, 아이스크림, 피자, 햄버거, 소주, 막걸리, 애들이 먹는 것에서부터, 어른들이 먹는 것에까지도 여러 가지 형태로 밀가루와 설탕 그리고 인공감미료 등이 포함되어 있습니다. 저는 그래서 소주는 제일 좋아하는 음료인데, 언젠가부터 조금씩 줄이고 있고요. 알콜에다가 MSG 아스파탐이라는 설탕보다 훨씬 강한 그런 감미료라고 그래서 어른들이 주시는 소주가 아니면, 잘 먹지는 않습니다. 입에 맛있는 것들은 이렇게 몸에 안 좋은 것들이 많고, 맛있는 이런 것들을 섭취할 때 우리 장에선 염증 반응이 장염을 일으킬 수 있고 결국 비염으로 연결되어서 결국 코 호흡을 하는데 힘들어 진다라고 보시면 될 것 같습니다.

제가 영양에 관심을 갖다보니 많은 선생님들이 모여서 같이 공부를 하는 것인데, 혈액검사, 소변 검사, 모발 검사를 통해가지고. 인체에서 어떠한 것들이 호르몬이 부족하고 비타민이 어떤 것들이 부족하고 중금속 이라던지 제 아이가 초밥에 연어를 굉장히 좋아하는데, 그래서 중금속이 있을 것 같고 그래서 제가 테스트 중에 있습니다. 제가 하고 그래서 어떤 결과가 나올지 보고 아들한테도 하려고 했는데, 그런 것 통해서 그러니까 박사님이 얘기하신, 개별적인 어떤 친구는 뭘 먹어서 좋은데 어떤 친구는 다른 쪽에 반응이 없더라 그런 부분을 좀 더 구체적으로 볼 수 있지 않을까 하는 생각을 해

봅니다. 그래서 카이로 프라틱 하고 있는 의사분도 계시고, 굉장히 방송출현으로 유명하신 서울대 가정의학과 출신 박민수 원장님, 그리고 나는 몸신이다의 한의사 한진우 원장님, 그리고 아까 말씀드린 갑상선 관련해서 서울대 이비인후과 교수님 하시고 나오신 하정훈원장님, 산부인과의 박혜성 원장님 이런 분들이 같이 모여가지고 영양이 인체에 어떤 영향을 주는지 라이프 스타일에 따른 기능적인 부분에 대한 공부를 하고 있습니다.

마지막으로 말씀드린 독서 경험, 그리고 아이들의 사고력 발달 그리고 뇌사고가 통합적으로 발달하는 게 좋게 하기 위해 책을 읽으라고 하는 게 좋을 것 같고, 이런 내용들이 일본 사람들이 이런 연구를 많이 아는 것 같은데, 이런 책들에 많이 담겨 있으니깐, 한번 꼭 보시면 좋을 것 같고요.

이것은 영어로 된 책이고 아직 번역은 안됐지만, 영어가 자신이 있거나, 영어가 어렵지 않으시면, 이 책은 굉장히 좋은 책이라서 한번 보시면 좋을 것 같다는 생각을 합니다.

이것은 2012년에 마흔 살에 쓴 제 삶을 돌아본 시집이구요. 제목은 '마흔은 유혹'입니다.

예부터 마흔은 불혹이라고 해서 이제 쉽게 외부의 일에 혹하지 않는다라고 했는데 오히려 저는 마흔이 되고 나서야 하고 싶은 것들이 더 많아지고 이루고 싶은게 많아서 마흔은 나의 삶을 유혹한다 이런 의미로 가볍게 낸 책이고요. 이제 좀 웃으시네요.

   거의 다 끝났습니다. 이것은 다음 달에 나올 책이고요. 그래서 책도 많이 보시고 아이들에 관해서 기억했으면 좋겠다고 하는 것은 ,호흡 그 다음에 교합 그리고 영양에 관련된 부분이 호흡하고 연관이 된다라는 것을 생각해주시고, 아이들 책도 많이 읽히셔서 훌륭한 야구 선수로 커나가면 좋겠습니다.저도 제 아들이 훌륭한 야구선수가 되면 좋겠습니다. 경청해 주셔서 감사합니다.

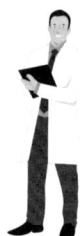

당신의 입안은 건강합니까?

초판 1쇄 인쇄 | 2018년 6월 11일
초판 1쇄 발행 | 2018년 6월 18일

지은이 | 김상환
발행인 | 조소연
발행처 | 주한미디어
등록일 | 2018년 2월 8일, 제 2018 - 15호
주소 | 경기도 용인시 수지구 동천로 135번지 21 1301동 802호
전화 | 010.5034.5848
메일 | no1namu@hanmail.net

본 제작물의 저작권은 '주한미디어'가 소유하고 있습니다.
저작권법에 의하여 한국 내에서 보호를 받는 저작물이므로
무단 전제와 무단 복제를 금합니다.

ISBN 979-11-963205-1-5 03510

책값 2만원